中医养生食疗大全

王志和◎编著

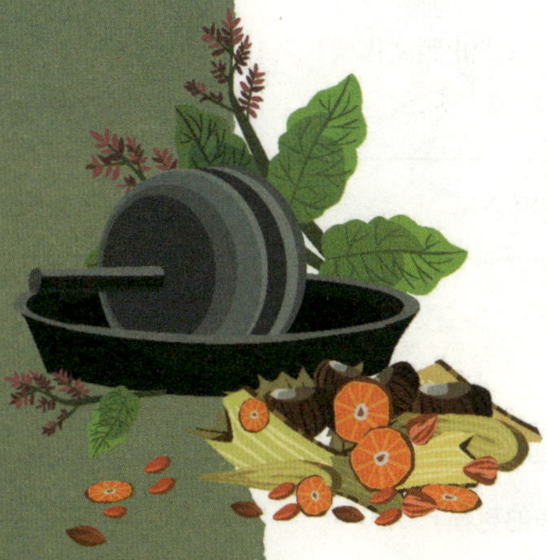

長江出版傳媒
湖北科学技术出版社

图书在版编目（CIP）数据

中医养生食疗大全 / 王志和编著 . -- 武汉 ：湖北科学技术出版社，2025. 6. -- ISBN 978-7-5706-4274-8

Ⅰ . R212；R247.1

中国国家版本馆 CIP 数据核字第 202564HC91 号

中医养生食疗大全

ZHONGYI YANGSHENG SHILIAO DAQUAN

责任编辑：雷霈霓

责任校对：王　璐　　　　封面设计：胡　博

出版发行：湖北科学技术出版社

地　　址：武汉市雄楚大街 268 号（湖北出版文化城 B 座 13—14 层）

电　　话：027-87679468　　　　邮　　编：430070

印　　刷：三河市富华印刷包装有限公司　　　　邮　　编：065200

880 毫米 ×1230 毫米　1/32　5 印张　100 千字

2025 年 6 月第 1 版　　　　2025 年 6 月第 1 次印刷

定　　价：69.00 元

前　言

在快节奏的现代生活中，人们对健康养生的关注度与日俱增。中医养生食疗作为传统医学的瑰宝，以其独特的理论和方法，为我们提供了一条通往健康的自然之路。《中医养生食疗大全》正是这样一本集科学性、实用性于一体的养生佳作，旨在帮助读者掌握中医养生食疗的精髓，通过合理的饮食搭配，达到预防疾病、强身健体、延年益寿的目的。

本书内容丰富，涵盖了中医养生食疗的多个方面。从"顺时养生"的角度，详细阐述了如何根据四季的变化调整饮食，顺应天时，达到人与自然的和谐统一。例如，春季阳气上升，应多食用一些具有疏肝理气、健脾养胃作用的食物，如菠菜等；夏季炎热，宜食用清热解暑、利湿的食物，如绿豆等；秋季气候干燥，应多吃滋阴润肺、生津止渴的食物，如梨等；冬季寒冷，可适当食用温热滋补的食物，如羊肉等。

"调五脏养六腑"是中医养生的核心内容之一。本书深入剖析了五脏六腑的生理功能和相互关系，以及如何通过饮食来调养五脏六腑，使其保持平衡与和谐。例如，心主血脉，应多食用一些具有养心安神、活血化瘀作用的食物；肺主气司呼吸，可食用一些具有补肺益气、润肺止咳作用的食物；肝主疏泄，宜食用一些具有疏肝理气、清肝明目作用的食物；脾主运化，应多吃一些具有健脾益胃、消食化积作用的食物；肾主藏精，可适当食用一些具有补肾固精、滋阴壮阳作用的食物。

考虑到男女在生理和心理上的差异，本书还特别介绍了“性别养生”的相关内容。男性以肾为先天，应注重补肾壮阳、益气养血，可多食用一些具有补肾固精、壮阳益精作用的食物；女性以肝为先天，应注重疏肝理气、养血调经，可食用一些具有疏肝解郁、补血养颜作用的食物等。此外，女性在特殊时期，也需要根据自身的生理特点进行饮食调养。

“对症养生”是本书的一大特色。针对不同的疾病和症状，提供了相应的食疗方案，帮助读者通过饮食来辅助治疗疾病，缓解症状。

针对上班族长期久坐、加班熬夜等问题，本书专门介绍了“上班族养生食疗”的方法。提供了一些简单易做、适合上班族的养生食谱，帮助上班族在忙碌的工作中照顾好自己的身体。

《中医养生食疗大全》不仅是一本实用的养生工具书，还是一本传递健康生活理念的指南。希望读者通过阅读本书，能够深入了解中医养生食疗的奥秘，将其融入日常生活，养成良好的饮食习惯，拥有健康的身体和美好的生活。

目　录

第一章　顺时养生食疗

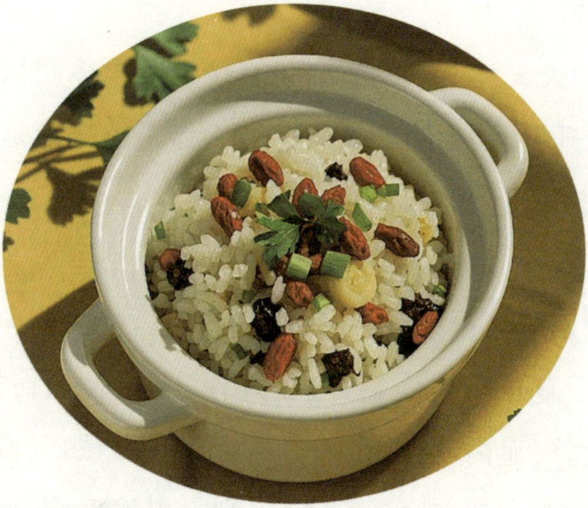

第一节　季节变化对身体的影响

中医认为，季节的变化与人的身体健康密切相关。每个季节都标志着自然界阴阳、寒暑、湿燥的转变，人体作为自然的一部分，也会随之调整以适应外界的变化。以下四点是季节变化对身体的主要影响。

1）阴阳平衡

中医强调“天人相应”，季节变化直接影响人体阴阳平衡。春夏阳气升发，秋冬阴气收敛。若人体不能顺应这一规律，则容易出现阴阳失调，导致疾病。

2）气血运行

季节变化影响气血运行。春季阳气升发，气血趋向体表，适合养肝。夏季阳气旺盛，气血外浮，需防暑热伤气。秋季阳气收敛，气血内收，宜养肺。冬季阳气内藏，气血沉于内，需保暖防寒。若气血运行不畅，则易引发疼痛、疲劳等问题。

3）脏腑功能

不同季节对应不同脏腑的养护。春季属木，与肝相应，肝气易郁结，需疏肝理气。夏季属火，与心相应，心火易亢，需清心降火。长夏属土，与脾相应，湿气重，需健脾祛湿。秋季属金，与肺相应，燥气盛，需润肺养阴。冬季属水，与肾相应，寒气重，需温肾固阳。

4）疾病预防

季节交替时，外邪易侵袭人体。例如，春季风邪盛，易引发感冒、过敏。夏季暑湿重，易导致中暑、腹泻。秋季燥邪盛，易引发咳嗽、皮肤干燥。冬季寒邪盛，易导致关节痛、心脑血管疾病。因此，季节变化时需特别注意防病。

中医提倡根据季节调整饮食、起居和运动。例如，春季宜食辛温发散食物，夏季宜清淡解暑，秋季宜滋阴润燥，冬季宜温补。同时，起居应顺应昼夜长短变化，运动也应随季节调整强度。

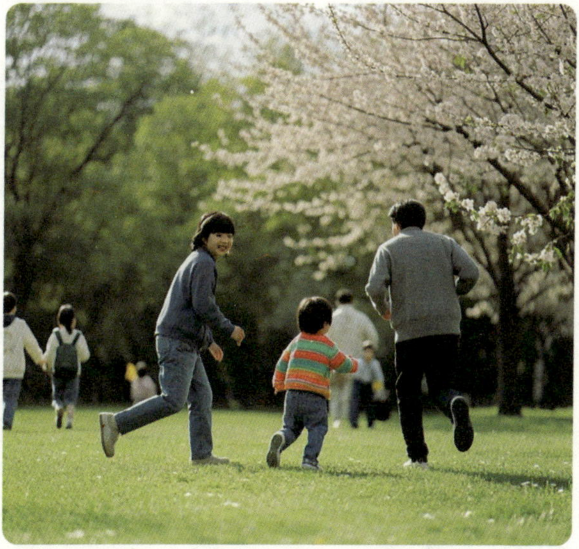

第二节 春季养阳

山药芡实薏米粥

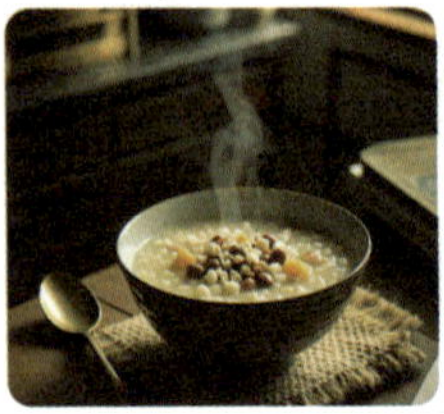

山药是一种营养非常丰富的食物，含有蛋白质、淀粉质、纤维素等营养成分。

薏米具有利水消肿、健脾止泻、美白肌肤等功效。

芡实具有益肾固精、安神益智、增强免疫力等功效。

材料 芡实、山药、薏米各50克。

做法 ①将所有材料清洗干净备用。

②先将芡实、薏米放入锅中，加水煮沸；再放入山药，小火煮至软烂；最后关火，盖上锅盖焖10分钟即可。

功效 增强免疫力，安神补脑，健脾益气。

★温馨小提示

养生要顺应自然。春季"夜卧早起"的养生原则，是古人从"日出而作，日落而息"的生活中总结出来的。但南北地域不同，日照时间也不一样，故"夜卧早起"的"夜"和"早"也就不一样。总之要具体情况具体对待，顺应自然规律来起居。

猪肝拌菠菜

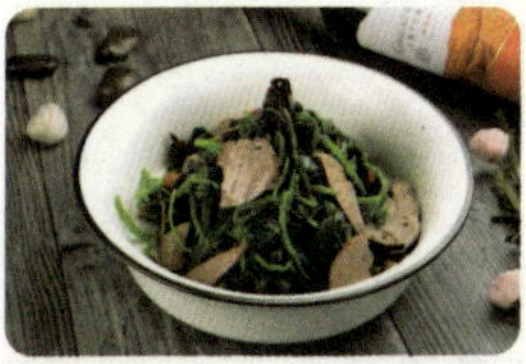

猪肝可补肝养血、护眼。菠菜可通肠导便、促进人体新陈代谢、稳定血糖。

材料 猪肝、菠菜、葱、生姜、花椒、料酒、大蒜、八角、盐等各适量。

做法 ①将葱一部分切段，一部分切丝；生姜切片；大蒜捣成末。

②将整块猪肝凉水下锅，放入葱段、生姜片、花椒、八角，倒入料酒，盖上锅盖。大火烧开后，倒入盐。中火煮20分钟后关火取出猪肝，凉后切片。

③菠菜洗净后切断，放入开水中焯烫约1分钟捞出，沥干水分。

④将猪肝、菠菜与葱丝、蒜末、适量盐一起放入盆中搅拌均匀即可。

功效 养阳益气，补肝养血，明目，促进生长发育。

★ 温馨小提示

春天是万物复苏的季节，适量饮用茉莉花茶能够提神解郁、消除春困。

第三节 夏季除湿

薄荷绿豆粥

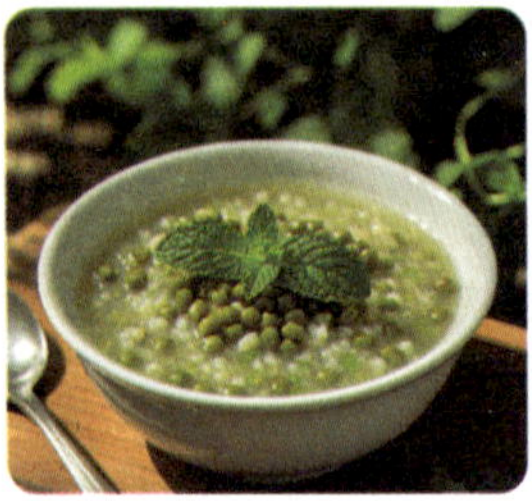

薄荷是一种常用的中药，其具有清凉、发汗、解热等功效。

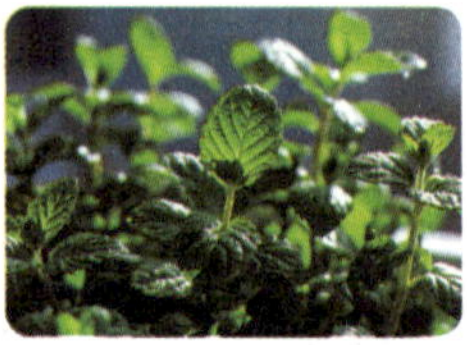

材料 新鲜薄荷叶5克，大米、绿豆各50克（可根据食用人数适当增减）。

做法 ①薄荷叶洗干净；大米和绿豆洗干净后，分别放入两个碗中浸泡1小时。

②绿豆冷水下锅，用大火将其煮沸后，倒入大米，转小火，米粒煮开花后加入薄荷叶，再煮1分钟即可。

功效 疏散风热，清利咽喉。

★ 健康小提醒

薄荷绿豆粥寒凉，脾胃虚弱和腹泻的患者不宜过多食用。

麦冬石斛乌梅汁

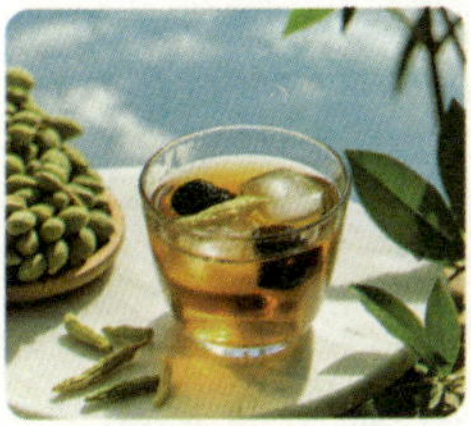

麦冬有促进胰岛功能恢复、增加肝糖原的作用，因此对于降糖有一定的功效。

人进入中年后，体内阴液日益减少，加速皮肤衰老，使皮肤变黑或起皱纹。铁皮石斛中含有的黏液可以滋养人体皮肤。

材料 麦冬、石斛、乌梅各 30 克。

做法 将麦冬、石斛和乌梅一起放入锅中，加适量纯净水，小火煎煮 30 分钟，提取汁液即可。每天分早、中、晚 3 次饮用效果更佳。

功效 养阴降糖，润肺清心，清热解毒，生津止渴。

★ 温馨小提示

孕妇、哺乳期妇女，以及有特殊疾病的人群在饮用麦冬石斛乌梅汁前应谨慎，最好在医生的指导下饮用。

第四节　秋季滋阴润燥

橄榄炖肉

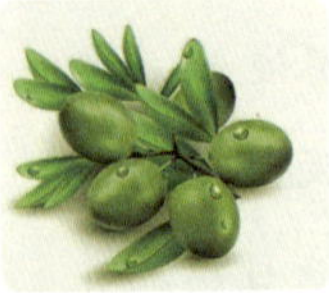

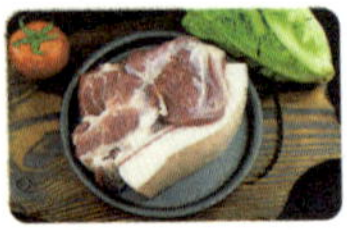

橄榄性味甘、酸、平，入脾、胃、肺经，有清热解毒、利咽化痰的功效。它可以改善声音嘶哑、音色喑哑等症状，对于肺热咳嗽、咳痰等症状也有一定的缓解作用。

材料 新鲜的橄榄和适合炖煮的肉类(如猪瘦肉等)。

做法 ①将橄榄清洗干净，可以用刀稍微拍碎以便更好地释放香气。肉清洗干净，并切成适当的大小。

②将处理好的橄榄和肉放入炖锅中，加入足够的水和其他调料(如酱油、白糖等)。然后，用小火慢慢炖煮，直到肉变得软烂入味即可。

功效 滋补润肺，润燥通便，养血安神。

注意事项

橄榄具有清肺利咽、生津止渴等功效，但在炖煮时要注意火候，以免破坏其营养成分。此外，由于橄榄的味道较为特别，所以在炖煮时可以适量添加其他蔬菜或药材来平衡味道。

雪梨糯米粥

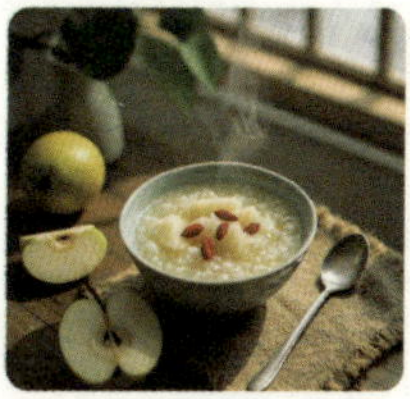

雪梨性寒，能入肺经，清除肺热，消除肺部炎症，对人类的肺炎、气管炎、哮喘等多种呼吸道疾病有缓解和预防作用。

材料 糯米、雪梨、枸杞各适量。

做法 ①糯米洗净后，用冷水浸泡5小时，捞出沥干水分。

②雪梨去皮、核，切块。

③将雪梨块放入加适量水的锅中，烧开后加入糯米，小火煮至糯米软烂，再放入枸杞即可。

功效 清肺止咳，化痰平喘，润肠通便，提高食欲。

★健康小提醒

秋季养生离不开“收、养”这一原则，要把保养体内的阴气作为首要任务。运动也应顺应这一原则，即运动量不宜过大，宜选择轻松平缓的项目，以防止出汗过多，阳气耗损。

沙参玉竹老鸭汤

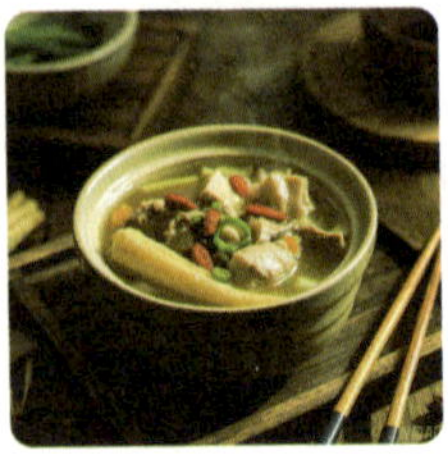

秋天需滋阴润燥、保暖防寒、调理脾胃、增强免疫、调节情绪、护肤保湿、适当运动，以保持健康。

材料 沙参15克，玉竹15克，老鸭半只，姜片、盐各适量。

做法 ①老鸭洗净切块，焯水去腥；沙参和玉竹洗净。

②锅中加入清水，放入鸭块、沙参、玉竹和姜片，大火煮沸后转小火煮1.5小时。

③加入少许盐，搅拌均匀即可。

功效 沙参滋阴润肺，玉竹养阴生津，老鸭滋补养胃。适合秋季阴虚燥热、口干舌燥者。

★ 防病小妙招

过敏性哮喘容易在秋季发作。过敏性哮喘发作前常有先兆，如反复咳嗽、连续打喷嚏等。要尽量避开过敏原，如花粉、螨虫、粉尘等。

第五节　冬季滋补暖身

羊肉萝卜粥

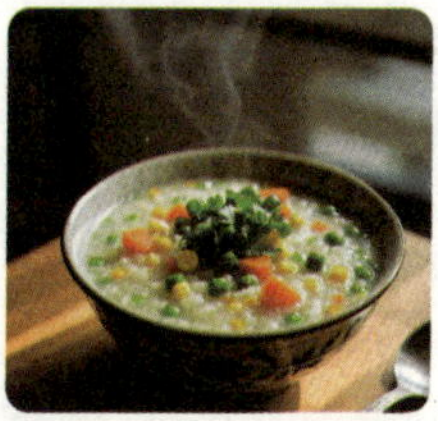

羊肉性温，适合在寒冷季节食用，能起到温中暖下的效果，可改善虚寒体质者手脚冰凉、腰膝酸软等症状。

材料 羊肉、萝卜、葱、姜、香菜，适量的橘皮末、高粱米、黄酒、五香粉、食盐、味精、香油等。

做法 ①将洗净的羊肉放入有适量水的锅中，加入黄酒、五香粉、橘皮末，煮至羊肉碎烂。

②加入淘洗干净的高粱米和切好的萝卜丁，一同煮成稀粥。

③加入食盐、葱花、姜末、香油、香菜、味精等调味即可。

功效 温中暖下，补肾壮阳。

温馨小提示

茶叶中含有大量的鞣酸和茶碱，如果羊肉和茶叶一起食用，可能会影响人体对蛋白质的吸收，也有可能会导致消化道的负担加重。所以吃完羊肉不要立即喝茶。

板栗猪蹄汤

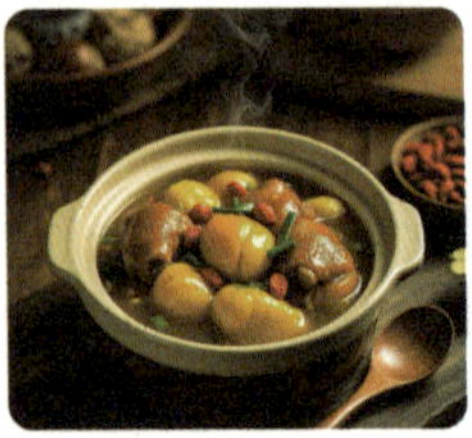

板栗具有抗氧化、健脑益智、促进胃肠消化吸收的功效，具有解毒止血、预防骨质疏松等的作用。

材料 猪蹄500克，生板栗150克，红枣3颗，盐、生姜片、枸杞各适量。

做法 ①板栗去壳，红枣洗净；猪蹄洗净，去毛，切块。

②猪蹄焯水后，与生姜片一起放入砂锅中，加入适量水大火煲沸后，加入板栗、红枣、枸杞，转小火煲约2小时，加入适量盐即可。

功效 补气血，强筋骨，抗氧化，养肠胃。

★ 美容小提示

猪蹄中的胶原蛋白在烹调过程中可转化成明胶，它能结合许多水，从而有效改善机体生理功能和皮肤组织细胞的储水功能，防止皮肤过早褶皱，延缓皮肤衰老。

第二章 调五脏、养六腑养生食疗

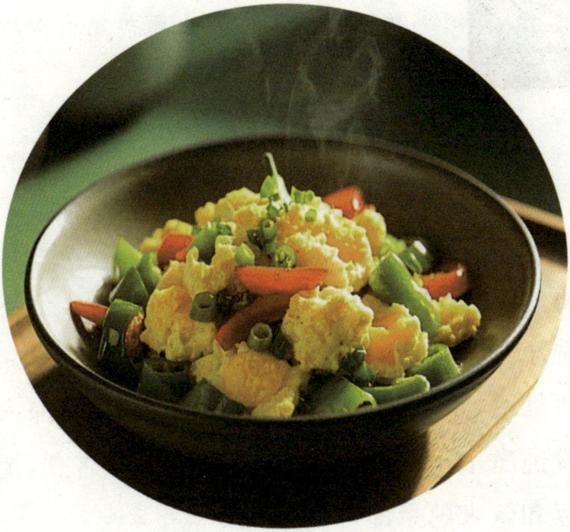

第一节 调 五 脏

红豆茯苓薏米粥

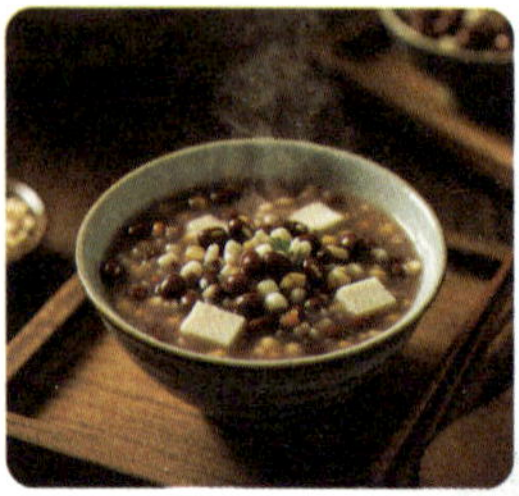

心的生理功能是主血脉，为人体的血液运行提供动力。心脏、血管和血液构成一个相对独立的系统。这个系统的生理功能由心所主，有赖于心的正常搏动。

材料 红豆、薏米各100克，红枣5颗，茯苓20克。

做法 ①将红豆、薏米洗净后，分别浸泡4小时。红枣洗净去核。

②将红豆、薏米、红枣和茯苓放入砂锅中，加入适量纯净水，大火煮沸后转中火，继续熬煮，至红豆和薏米熟烂即可。

功效 本食疗方有补心安神之功效。

运动小提醒

坚持慢跑会增强心血管系统功能。慢跑会加速血液循环，使冠状动脉有足够的血液供给心肌，从而预防各种心脏病。

苦瓜水

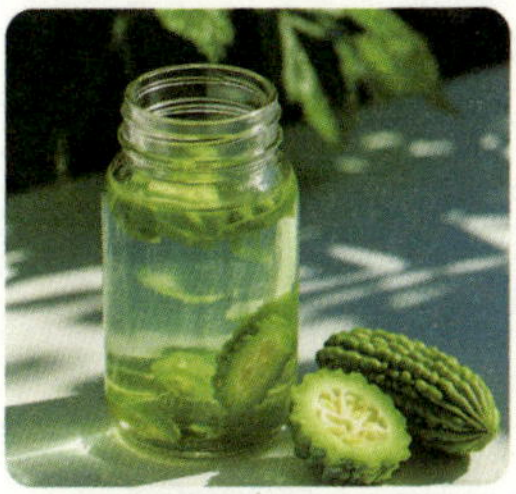

中医认为，苦味入心脏，苦味食物具有清心除烦、醒脑的功效。尤其是在夏季，喝点苦味的饮品，如苦瓜水、苦丁茶等，能清心火、健脾胃。

材料 新鲜苦瓜 5～10 片。

做法 将苦瓜片放入干净的杯子中，冲入 80 摄氏度以上的热水，浸泡 3～5 分钟后即可饮用。如果觉得苦味难以接受，可以在苦瓜水降温后加入适量的蜂蜜调味。

功效 本食疗方有预防心血管疾病之功效。

★ 易伤心的不良生活习惯

熬夜、饮食无节制、抽烟、酗酒、情绪多变等，都会加重心脏负担。此外，便秘、嗜好太咸或太甜的食物等也会对心脏有潜在的不良影响。

鸡肝玉米粥

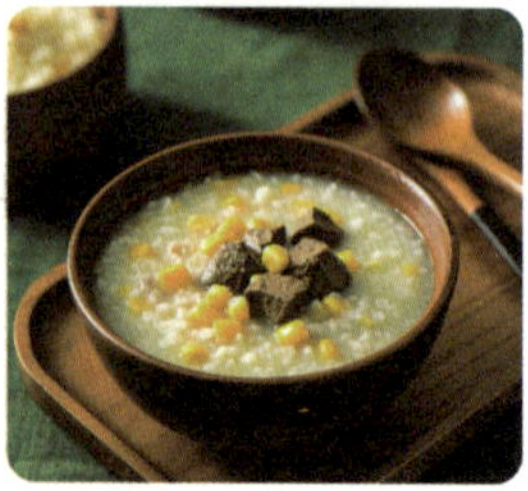

肝脏是人体内最大的内脏器官，承担着多种重要功能，如代谢功能、解毒功能、凝血功能、免疫功能、贮存功能、血容量和热量调节等。

材料 准备新鲜鸡肝、玉米粒、大米等食材，盐、料酒、淀粉。

做法 ①将鸡肝洗净，切成小块，用少许盐、料酒、水、淀粉等将鸡肝腌5分钟，然后把鸡肝放入沸水中烫至八成熟时捞起沥水备用。

②将玉米粒和大米淘洗干净。

③将淘洗好的大米和玉米粒放入电饭煲，加入适量的水。盖好盖子按稀饭键开始煮粥。在粥煮到快熟的时候，加入八成熟的鸡肝小块，继续煮至粥完全熟透即可。

功效 本食疗方有补肝养血、养肝明目之功效。

★ 丑时深睡，养肝又排毒

丑时是指凌晨1时至凌晨3时，这个时段是肝经运行的时间。肝脏主解毒，全身的血液回流肝脏，血液中的毒素被清除。此时只有当身体进入睡眠状态，才最有利于肝脏对血液的净化。

佛手瓜炒鸡丝

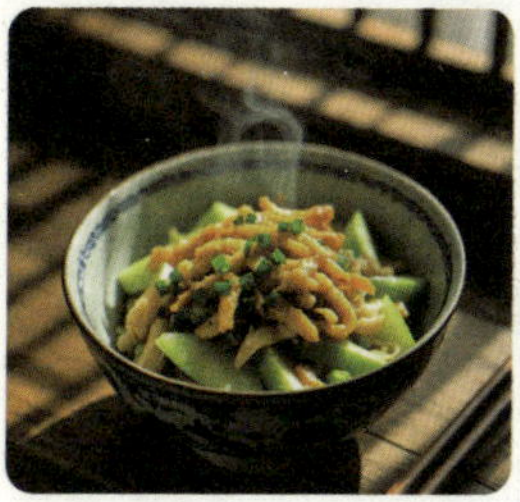

佛手瓜含有丰富的水分和多种人体必需的维生素，这些成分能够促进人体代谢，加快人体内免疫细胞再生，从而有助于保护肝脏。

材料 鸡腿肉、佛手瓜、盐、料酒、生抽、淀粉、姜丝、葱花。

做法 ①鸡腿肉去骨、去皮切丝，加盐、料酒、生抽、淀粉、姜丝拌匀腌制 10 分钟。

②佛手瓜去皮，切成片。

③锅中放油烧至五成热，放入鸡腿肉翻炒变色盛出。

④放入佛手瓜片翻炒变软。

⑤放入炒好的鸡肉和葱花，加少许盐、生抽调味。

功效 本食疗方有疏肝和胃之功效。

★ 健康小提醒

红枣不仅是大家喜爱的一种食物，也是一味常用的中药。从中医的角度来说，红枣性温、味甘，古人很早就用它养肝排毒了。

胡萝卜玉米鲫鱼汤

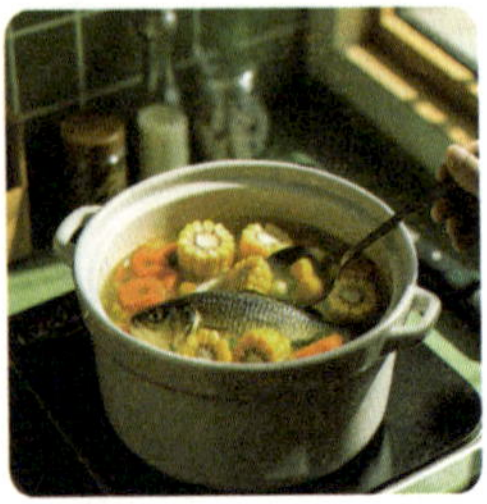

脾是人体的一个重要淋巴器官，也是重要的储藏血液的器官，作为人体的淋巴器官，它可以制造免疫球蛋白、淋巴细胞等免疫物质，帮助人体增加免疫力，而且还有清除血液里病菌及衰老死亡细胞的作用，给血液增加新的活力。

材料 鲫鱼、玉米、胡萝卜、生姜片、盐、胡椒粉等。

做法 ①鲫鱼清理干净，胡萝卜厚切，玉米切小段。

②热油锅，放少量盐，姜爆香后放入鲫鱼煎至两面金黄色。此时，锅中加入足够的清水，盖上锅盖大火煮开后转小火慢炖，直至汤色变白。

③将切好的胡萝卜块和玉米段放入锅中，继续煮至食材熟透。

④根据个人口味加入适量的盐和胡椒粉等。煮开后即可关火起锅，一道美味的胡萝卜玉米鲫鱼汤就完成了。

功效 本食疗方有健脾益气之功效。

★ 敲胆经

敲胆经是一种简单易行的健脾方法。具体操作是用手掌或拳头轻轻敲打大腿外侧的胆经路线，从髋关节开始，沿着大腿外侧向下敲打至膝关节。这种方法可以促进气血流通，增强脾胃功能。

黄芪党参鸡汤

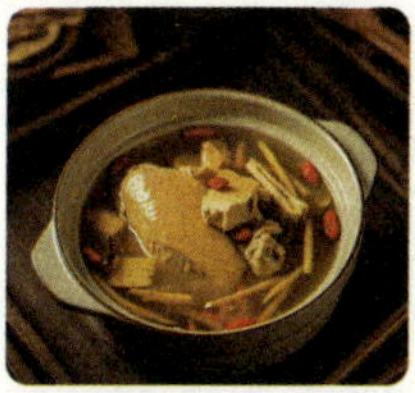

拥有健康的脾能增强消化吸收、提高免疫力、改善气血运行，使人精力充沛、体质强健。

材料 黄芪 15 克，党参 15 克，鸡肉 200 克，姜片 3 片，盐少许，枸杞适量。

做法 ①鸡肉洗净切块，黄芪和党参洗净。

②锅中加入适量清水，放入鸡肉、黄芪、党参、枸杞和姜片，煮沸后转小火煮 1 小时。

③调入少许盐，搅拌均匀即可。

功效 黄芪补气健脾，党参益气养血。适合脾虚气弱、疲劳乏力者食用。

★ 健康小提醒

太极拳是一项非常适合健脾的运动。它通过缓慢、柔和的动作和深呼吸，能够调节脾胃功能，促进气血运行，增强消化吸收能力。太极拳的动作，如“云手”“揽雀尾”等，能够按摩腹部，刺激脾胃经络，改善脾虚引起的腹胀、乏力等症状。每天练习 20～30 分钟，不仅能健脾养胃，还能缓解压力，提升整体健康水平，适合各年龄段人群。

山药猪肚汤

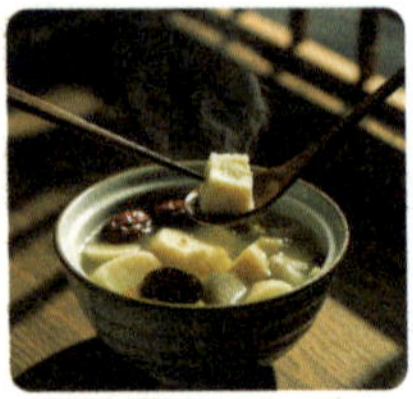

山药、猪肚均可健脾益气，对脾虚腹泻、缺乏食欲、面色萎黄等患者均有疗效。

材料 猪肚、山药、红枣、花生油、盐、味精。

做法 ①将猪肚翻转，先用清水冲洗，再用花生油、生粉反复搓擦，直至黏液和异味去除干净；再焯水切成1厘米宽的条。

②将山药去皮切成滚刀块，泡入冷水备用。

③热锅凉油，下猪肚稍微翻炒一下，与红枣一起放入砂锅内。砂锅内加适量清水，大火煮沸后改小火煲2小时；出锅前20分钟下入山药，加入盐和味精调味即可。

功效 本食疗有健脾益气之功效。

★中医小提醒

若脾的功能减退，会出现味觉迟钝。若脾运化水谷精华的功能下降，会产生食欲缺乏、全身疲倦、明显消瘦等症状。当运化津液的功能不足时，会引起多痰与浮肿的现象。脾功能减退也会影响到胃，使胃功能减弱。

虫草炖乳鸽

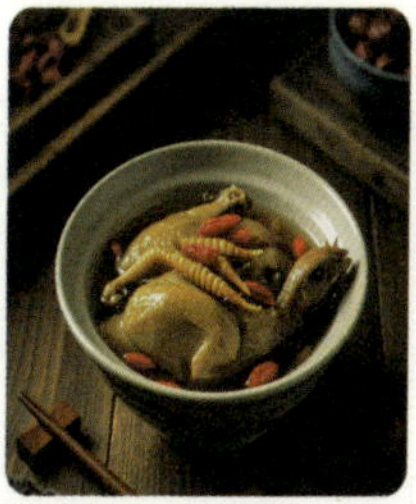

肺主一身之气和呼吸之气，本质上都隶属于肺的呼吸功能。而肺的呼吸功能正常，是气的生成和气机调畅的根本条件。如果肺主气的功能失调，不仅会引起呼吸异常，如咳嗽、气喘等，还会影响气的生成，导致呼吸无力、少气懒言、语音低微等。

材料 乳鸽1只，五花肉20克，冬虫夏草20克，蜜枣10克，生姜、枸杞、调味料各适量。

做法 ①五花肉洗净，切成条；乳鸽洗净；蜜枣泡发；生姜去皮，切片；冬虫夏草、枸杞洗净。

②将所有材料装入炖盅内。

③加入适量清水，以中火炖1小时，最后加入调味料即可。

功效 本食疗具有补肾益肺、强身抗衰之功效，适合肺气虚弱、经常咳嗽的老年人食用。

★ 秋季养肺

肺为“娇脏”，性喜润而恶燥，故当秋季空气中湿度下降时，肺首当其冲。燥邪伤肺，最易伤阴液，轻者干咳少痰、痰黏难咳；重则肺络受伤而出血，见痰中带血。故中医学认为，秋季养生重点在肺。

天门冬粥

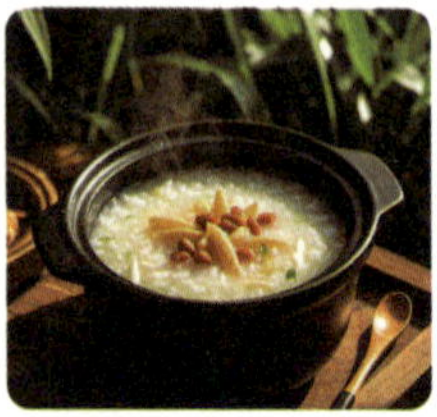

天门冬，又名天冬，味甘、微苦，无毒，肥厚多脂，入肺、肾经，所以能养肺肾之阴，善治肺肾虚热。

材料 天门冬 20 克，粳米 100 克，冰糖适量。

做法 ①将天门冬捣碎，放入砂锅内，加水煎取浓汁，去渣。

②将米洗净，连同煎汁一起放入砂锅内，加适量水，大火煮沸。

③改用小火煮约 30 分钟即成粥，再用冰糖调味即可。

功效 润肺止咳，养阴清热。

中医小提醒

中医提出“笑能清肺”，因为笑能使胸廓扩张、肺活量增大、胸肌伸展；笑能宣发肺气、调节人体气机的升降、消除疲劳、驱除抑郁、解除胸闷。

白萝卜炖羊腩

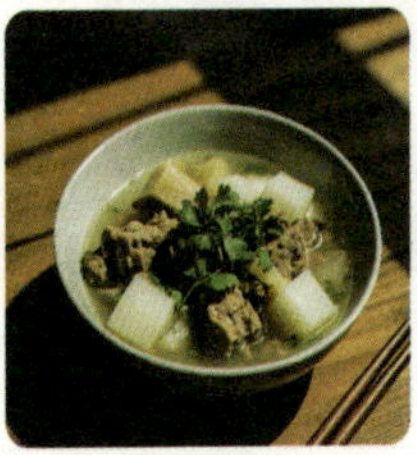

中医认为，冬气与肾气相通。冬天气候寒冷，万物肃杀，寒冷当令。寒与肾相应，最易损耗肾的阳气。肾的阳气损伤，容易发生腰膝酸痛、易感风寒、夜尿频多、阳痿遗精等疾病。肾阳气虚会伤及肾阴，肾阴不足，又会导致口干舌燥、头晕耳鸣等症状。

材料 羊腩 300 克，白萝卜 200 克，姜片 20 克。盐半小匙，醪糟 2 小匙，大料 3 粒，桂皮 1 小根，花椒粒 1 小匙。

做法 ①白萝卜洗净，切块。

②羊腩洗净，放入沸水中汆烫约 5 分钟，捞出洗净，切块。

③白萝卜去皮，切滚刀块，放入沸水中，加部分花椒粒、大料、桂皮汆烫。

④锅中加入适量水，下羊腩块与萝卜块，再加入其余材料及调料，小火炖煮约 1 小时即可。

功效 益气补虚，驱寒暖身，补肾助阳。

★ 肾虚的8种信号

(1)无缘无故发胖。(2)经常月经不调。(3)出现黑眼圈。(4)性欲减退。(5)长期失眠。(6)头发越来越少。(7)怕冷且容易腹泻。(8)小便频繁。

葛根桑枝粥

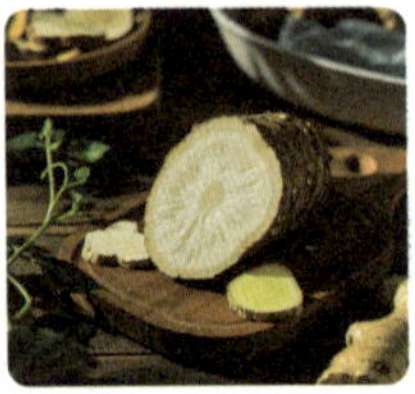
葛根

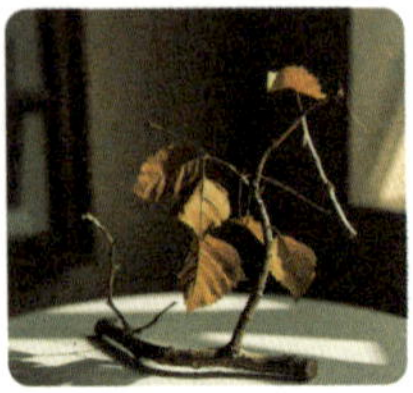
桑枝

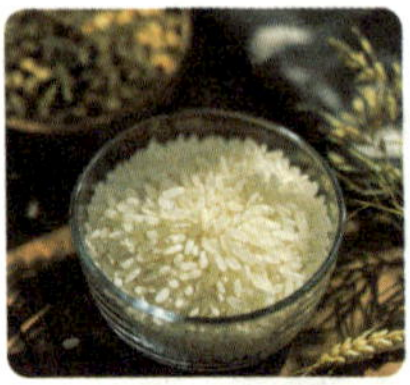
大米

现代生活中，人们聚餐的机会越来越多，常摄入过量的美食。然而，摄入的食物最终都会出现代谢废物尿酸和尿素氮。这些代谢废物多经肾脏排出，因而，饮食无度必将增加肾脏的负担。

材料 桑枝 30 克，鲜葛根 120 克，大米 80 克。

做法 ①桑枝洗净，用水先煎，去渣取汁；葛根去皮，洗净，切小块；大米洗净，浸泡 3 小时沥干水分。

②把大米与葛根一起放入桑枝药汁中，加入适量清水，小火熬煮成粥即可。

功效 该粥品具有生津利水、清热降火、祛风湿、利关节、排毒等功效，经常食用可以帮助升举阳气，保护肾脏。

★ 健康小提醒

适量运动可使肾脏中精气充盈，转腰运动的方法值得学习。中医认为，“腰为肾之府”。自然坐立时，可缓缓左右转动身体，双脚自然前后摆动数十次，经常做此动作，对腰膝非常有好处。

第二节　养　六　腑

保护小肠的养生食疗可以从以下几个方面入手：

1）食用易消化的食物

粥类：如小米粥、南瓜粥等，温和且易吸收。

蒸煮蔬菜：如胡萝卜、南瓜、菠菜等，富含纤维且对肠道负担小。

发酵食品：如酸奶、泡菜等，富含益生菌，有助于肠道健康。

2）食用富含纤维的食物

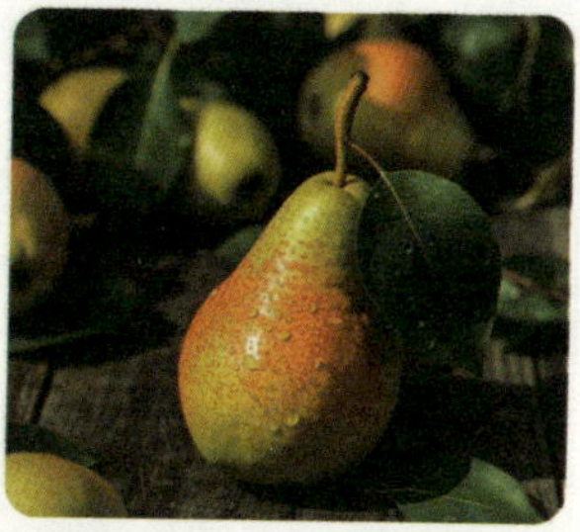

全谷物：如糙米、燕麦、全麦面包等，促进肠道蠕动。

水果：如香蕉、苹果、梨等，富含可溶性纤维，帮助消化。

豆类：如绿豆、红豆、扁豆等，提供膳食纤维和植物蛋白。

3）食用富含益生元的食物

洋葱、大蒜：含有益生元，促进益生菌生长。

芦笋、韭菜：富含益生元，支持肠道菌群平衡。

4）食用富含 Omega-3 脂肪酸的食物

深海鱼：如三文鱼、沙丁鱼等，具有抗炎作用。

亚麻籽、奇亚籽：植物性 Omega-3 来源，有助于肠道健康。

5)食用富含温和蛋白质的食物

鸡肉、鱼肉:易消化的优质蛋白质。

豆腐、鸡蛋:提供蛋白质且对肠道负担小。

6)避免刺激性食物

辛辣、油腻、过冷过热食物:减少对肠道的刺激。

咖啡、酒精:避免过量摄入,以免损伤肠道黏膜。

7)适量饮水

每天饮用足够的水,保持肠道润滑,促进消化。

8)少量多餐

避免暴饮暴食,减轻肠道负担。

★ 时辰养生小提示

未时是指13:00—15:00,这个时间段小肠经当令。从养生的角度来看,午饭是小肠经当令的前奏。因此,建议午餐尽可能安排在13:00前吃完,以利于营养吸收。不仅如此,午餐在一日三餐中起承上启下的作用,所以,午餐营养要丰富而全面。

南瓜燕麦粥

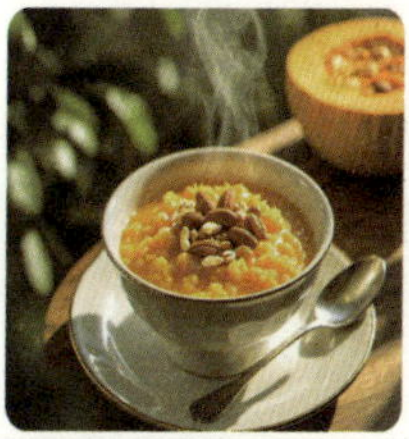

《千金要方》记载："大肠者，为行道传泻之腑也。"也就是说，大肠相当于负责转运物品的官员。大肠传导的过程，就是营养物质在大肠中进行最后的过滤，把营养物质彻底吸收利用，把糟粕排出体外。

材料 南瓜 200 克，燕麦片 50 克，蜂蜜、枸杞各适量。

做法 ①南瓜去皮切块，蒸熟后捣成泥。

②锅中加入清水，煮沸后加入燕麦片，煮至软烂。

③锅中加入南瓜泥，搅拌均匀，继续煮 5 分钟。

④根据口味可加入少许蜂蜜、枸杞调味。温热食用。

功效 南瓜富含膳食纤维，能促进肠道蠕动。燕麦富含溶性纤维，有助于调节肠道功能。

★ 健康小提醒

温开水能促进新陈代谢，减少粪便在肠道内的停留时间。因此，每天清晨空腹喝一杯温开水有助于排毒。喝水就等于给肠道洗澡，进入肠道的水不仅能起到润滑肠道、清除垃圾的作用，还能避免大便干燥。

木耳胡萝卜炒鸡蛋

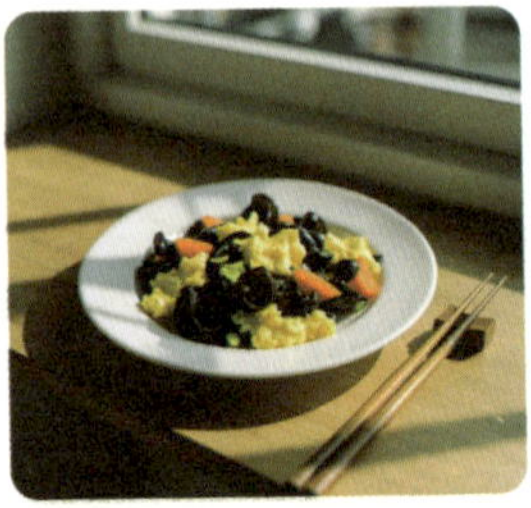

不良情绪是导致肠道生理功能紊乱的罪魁祸首。因此，学会控制情绪，保持乐观的心态，是维护肠道内环境的润滑剂。

材料 干木耳10克，胡萝卜1根，鸡蛋2个，橄榄油、盐、葱花各适量。

做法 ①干木耳用温水泡发，洗净后撕成小片。

②胡萝卜去皮切丝，鸡蛋打散备用。

③锅中加入橄榄油，烧热后倒入鸡蛋液，炒至凝固后盛出。

④同一锅中加入少许油，放入葱花炒香，加入胡萝卜片和木耳翻炒至熟。

⑤加入炒好的鸡蛋，调入少许盐，翻炒均匀即可。

功效 木耳富含胶质和膳食纤维，有助于清理肠道。胡萝卜富含β-胡萝卜素和纤维，促进肠道健康。

★ 健康小提醒

益生菌能清理肠道垃圾，抑制、抵御病菌对身体的侵袭，加强营养吸收，清除衰老因子，有效维护肠道的年轻态。每天喝点酸奶，能增加肠道内的益生菌。

枸杞玉米须茶

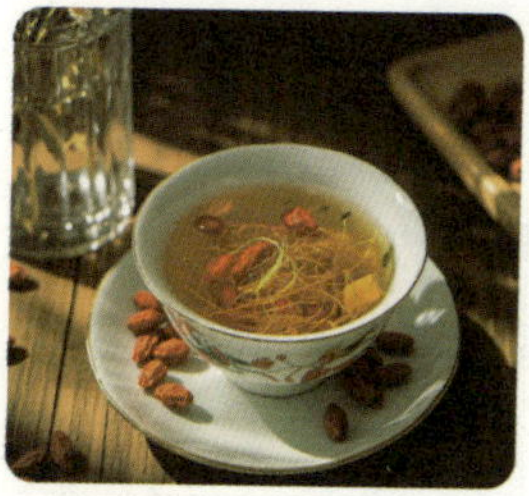

膀胱位于下腹部，居肾之下，大肠之前，是一个中空的囊状器官。其上有输尿管与肾相连，其下有尿道，开口于前阴。

材料 玉米须 10 克（新鲜或干品均可），枸杞 10 克，蜂蜜（可选，调味用）。

做法 ①玉米须洗净，枸杞用清水泡发。

②锅中加入清水，放入玉米须，煮沸后转小火煮 10 分钟。

③加入枸杞，继续煮 5 分钟。

④过滤掉玉米须，倒入杯中，根据口味可加入少许蜂蜜调味。

功效 玉米须具有利尿、消炎的作用，有助于保护膀胱健康。枸杞滋阴补肾，增强身体免疫力。

健康小提醒

憋尿对人体十分不利，尿液本身是人体代谢出的废弃物，憋尿会使尿液中的有毒物质不能及时排出体外，进而对膀胱造成伤害，严重者还会伤及肾脏。

冬瓜薏米汤

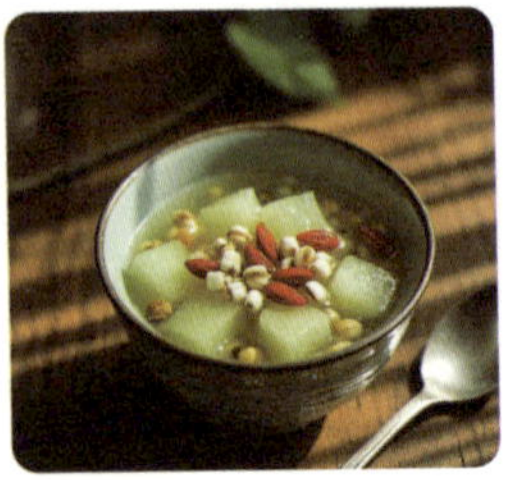

膀胱与肾由足太阳膀胱经与足少阴肾经相互络属而构成表里关系，膀胱的生理功能是贮存和排泄尿液。

材料 冬瓜300克，薏米50克，盐适量，姜片2片。

做法 ①薏米提前浸泡1小时，冬瓜去皮切块。

②锅中加入适量清水，放入薏米和姜片，煮沸后转小火煮30分钟。

③加入冬瓜块，继续煮20分钟至冬瓜软烂。

④加入少许盐，搅拌均匀即可。

功效 冬瓜利尿消肿，有助于缓解膀胱压力。薏米清热利湿，帮助排出体内多余水分。

★ 女性尿道炎的食疗偏方

将50克枸杞和100克茯苓研碎，每次取5～10克，加入6克红茶，用开水冲泡10分钟。每日2次，代茶饮用。

莲子百合银耳羹

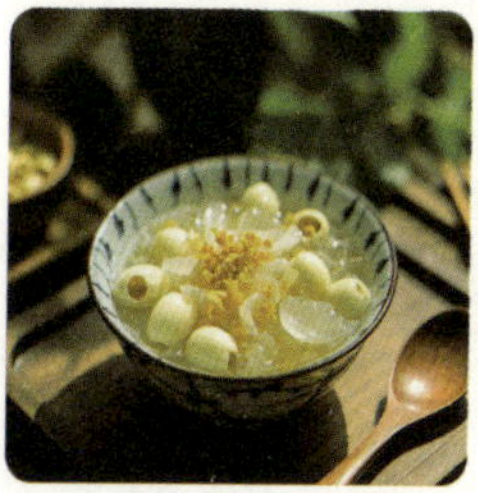

三焦是中医理论中的重要概念，分为上焦、中焦和下焦，分别对应心肺、脾胃和肝肾的功能。保护三焦的食疗方可以通过调理气血、健脾养胃、滋阴补肾来实现。

材料 莲子 20 克，百合 15 克，银耳 10 克，冰糖适量。

做法 ①银耳用温水泡发，撕成小朵；莲子和百合洗净。

②锅中加入清水，放入银耳、莲子和百合，煮沸后转小火煮 40 分钟。

③加入冰糖，煮至冰糖融化即可。

功效 莲子健脾养心，百合润肺安神，银耳滋阴润燥。适合上焦心肺虚弱、口干咽燥者食用。

★ 知识小拓展

元气，是人体最根本的气，是生命活动的原动力。元气根源于下焦，发源于肾，由先天之精所化。元气运行只有借助三焦之通路才能散布、通达全身，从而激发、推动各个脏腑组织器官的功能活动，因而三焦起到了主持脏腑之气、经络之气、呼吸之气、营卫之气的作用。

茯苓白术鸡汤

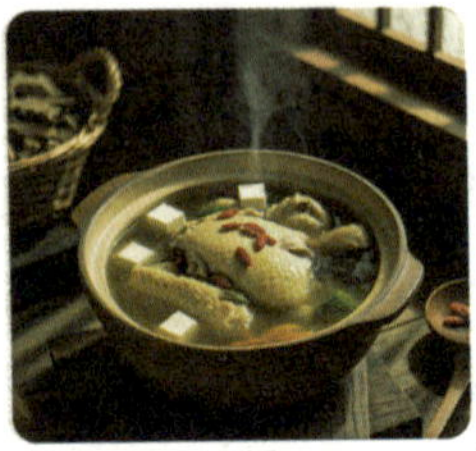

三焦不通，可能引发多种症状，主要表现为气滞、水液代谢异常、脏腑功能紊乱。

材料 茯苓15克，白术10克，鸡肉200克，姜片3片，盐少许。

做法 ①鸡肉洗净切块，茯苓和白术洗净。

②锅中加入清水，放入鸡肉、茯苓、白术和姜片，煮沸后转小火煮1小时。

③加入少许盐，搅拌均匀即可。

功效 茯苓健脾利湿，白术补气健脾。适合中焦脾胃虚弱、食欲缺乏者食用。

★ 健康小提醒

八段锦是一项非常适合保护三焦的传统运动。其第三式“调理脾胃须单举”通过上下拉伸的动作，能够有效刺激中焦脾胃，促进消化功能；第六式“两手攀足固肾腰”则通过弯腰和伸展，强化下焦肾脏功能，改善腰膝酸软；而整体动作的呼吸配合，有助于疏通上焦心肺气血。每天练习15～20分钟，能够调和三焦，增强气血运行，改善体质，尤其适合亚健康人群和中老年人。

丹参郁金蜜

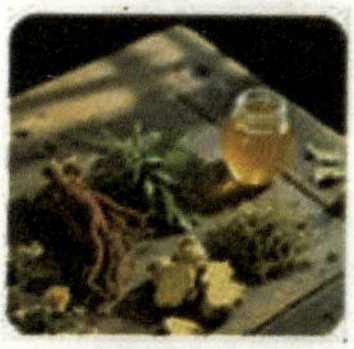

胆者，中精之府，内藏清净汁液，即胆汁。胆的主要生理功能是储存和排泄胆汁。

材料 丹参 500 克，郁金 250 克，茵陈 100 克，蜂蜜 1000 克，黄酒适量。

做法 ①将丹参、郁金、茵陈放入锅中，加入冷水浸泡 2 小时。
②中火煮沸后，加入 1 茶匙黄酒，转小火煎煮 1 小时，约得到 1 大碗药汁。
③过滤后，再次加入冷水煎煮约 0.5 小时，得到约半大碗药汁。
④将两次煎得的药汁与蜂蜜混合均匀，放入盆中，盖上盖子，用大火蒸 2 小时。蒸好后冷却装瓶。

服用方法 每次服用 1～2 勺，饭后用开水冲洗，日服 2 次，3 个月为 1 疗程。

功效 缓解胆囊炎症状，抗炎、促消化。

★ 健康小提醒

胆囊是储存胆汁的场所，进食后，胆囊开始收缩，胆汁被排入肠道，帮助消化食物。如果不吃早饭，胆囊就不会收缩，胆汁一直储存在胆囊中没有排入肠道，就会增加胆汁的浓度，久而久之，容易形成结晶，诱发胆结石。

金钱银花炖瘦肉

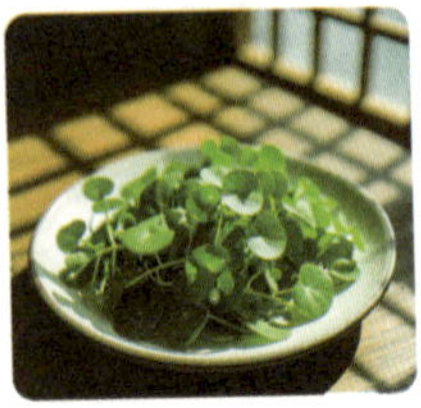

金钱草

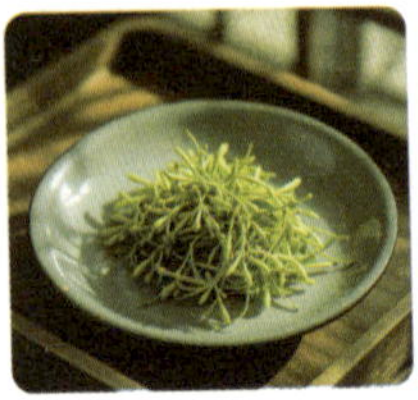

金银花

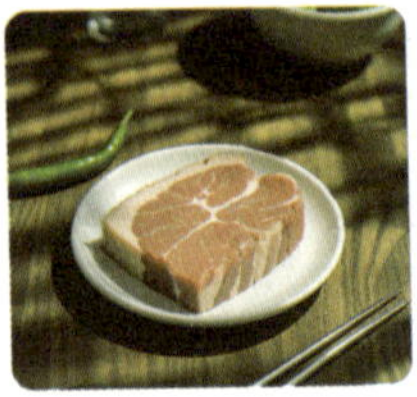

猪瘦肉

材料 金钱草80克(鲜者200克),金银花60克(鲜品150克),猪瘦肉600克,黄酒20克。

做法 将金钱草和金银花用纱布包好,与猪肉块一同加水浸没,大火烧开后加黄酒,小火炖2小时,取出药包。

服用方法 饮汤食肉,每次1小碗,日服2次。

功效 适用于胆囊炎与胆管炎患者,可预防胆结石。

★ 健康小提醒

对于爱美的女士来说,晚上11点之前入睡尤为重要,因为这段时间相当于睡的是“美容觉”。如果此时不能入睡,第二天胆汁分泌就少,消化代谢容易出问题,会导致皮肤晦暗粗糙,缺少光泽。

陈皮卤牛肉

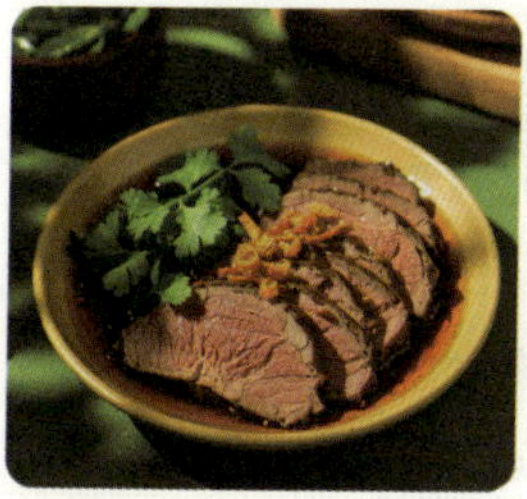

胃在人体中具有和降的功能，即胃气应该是下降、下行的，如果胃气不往下降，就会产生疾病，影响人体健康。

材料 鲜牛肉 300 克，陈皮 15 克，香菜、生姜、料酒、白糖、盐、酱油各适量。

做法 ①将鲜牛肉除去牛油和筋膜，用清水洗净，切成大块；陈皮泡发切成小块。

②将切好的牛肉放入沸水中汆烫。

③锅中加油烧热，下入牛肉炒香后，放入水、姜片和一勺料酒，用小火煮 1.5 小时左右，至牛肉酥软；然后加入酱油、白糖、盐、陈皮，继续煮 0.5 小时左右，使牛肉入味。煮完之后捞起晾凉，切薄片，撒上香菜即可食用。

功效 暖脾胃，长肌肉，助消化。

★ 健康小提醒

空腹吃某些食物会给胃带来不必要的伤害，这些食物分别是糖果、西红柿、大蒜、山楂、红薯、橘子、黑枣、甘蔗、菠萝、香蕉、醋、酒等。

话梅高良姜汤

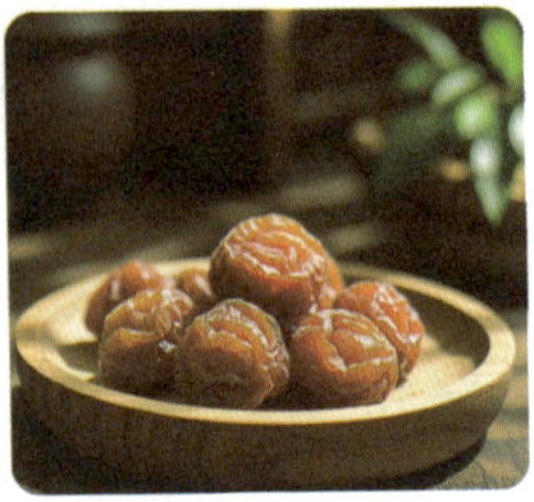
话梅

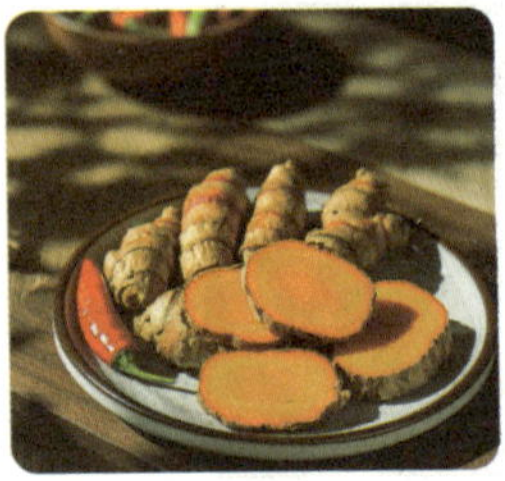
高良姜

材料 高良姜 6 克，话梅 50 克，冰糖适量。

做法 ①话梅洗净切成两半；高良姜洗净后，去皮切片。

②净锅上火，倒入适量清水，加入话梅、姜片稍煮。

③加入冰糖煮 25 分钟即可（冰糖的量可按个人喜好增减）。

功效 温脾胃，祛风寒。

★ 健康小提醒

到了吃饭的时间，不管肚子饿不饿，都应该主动进食，避免过饥或过饱，使胃保持有规律的活动。每餐还应保持食量适度，不可饥饱不均，暴饮暴食。

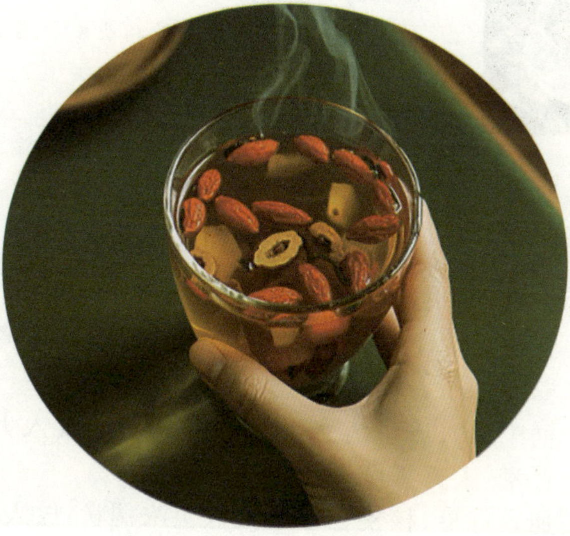

第三章 性别养生食疗

第一节 男性养生

1. 脱 发

首乌核桃羹

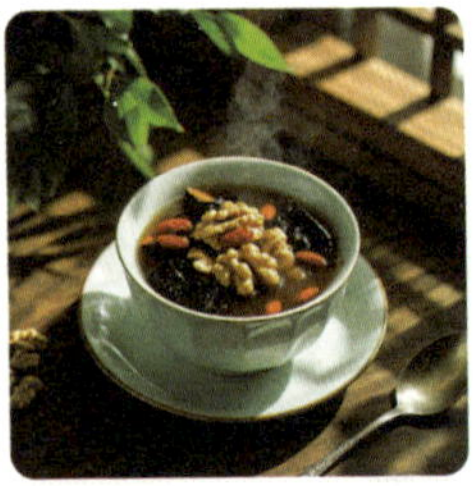

脱发是指头发脱落的现象，正常脱落的头发都是处于退行期及休止期的毛发。病理性脱发是指头发异常或过度脱落。

材料 大米70克，薏米30克，红枣、何首乌、熟地黄、核桃仁、盐各适量。

做法 ①大米、薏米均洗净泡发；红枣洗净，去核，切片；核桃仁洗净；何首乌、熟地黄均洗净，加水煮好，取汁待用。

②锅中加入适量清水，倒入煮好的汁，放入大米、薏米，大火煮至开花。

③加入红枣、核桃仁以小火煮至浓稠状，放入盐拌匀即可。

功效 滋阴养血，滋补肝肾，乌发防脱。

★ 生活小调理

保证睡眠充足，不熬夜；不使用刺激性强的染发剂、烫发剂及劣质洗发用品；不使用易产生静电的尼龙梳子和尼龙头刷；在空气粉尘污染严重的环境中要戴防护帽并及时洗头。

核桃芝麻糊

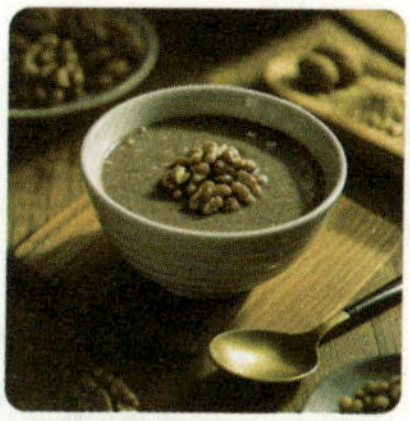

引起脱发的原因有很多，主要有：①病理性原因，病毒、细菌、高热使毛囊细胞受到损伤导致脱发。②物理性原因，空气污染物堵塞毛囊导致脱发。③化学性原因，有害化学物质对头皮组织毛囊细胞的损害导致脱发。④营养性原因，消化吸收功能障碍造成营养不良导致脱发。

材料 核桃仁 50 克，黑芝麻 50 克，白砂糖适量。

做法 ①核桃仁洗净，黑芝麻洗净，备用。

②将核桃仁、黑芝麻放入豆浆机内，加入开水适量，搅打成糊。

③加入白糖，搅拌均匀即可食用。

功效 对肾气亏虚引起的脱发、须发早白等症均有一定的效果。

★ 民间小偏方

肾虚性脱发可取何首乌、女贞子、旱莲草、生地黄、泽泻、桑葚、山药各 20 克，菟丝子、党参、枣皮、茯苓各 15 克，骨碎补、当归各 10 克，甘草 5 克，分别洗净加水煎汤，取液加适量白砂糖搅匀饮用，每次服 200 毫升，每日 2 次。

2. 阳　　痿

牛鞭汤

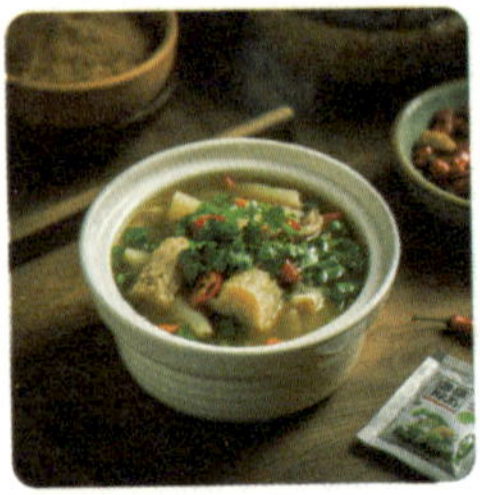

阳痿是指男性阴茎勃起功能障碍，表现为男性在有性欲的情况下，阴茎不能勃起或能勃起但不坚硬，不能进行性交活动。

材料 牛鞭1根，姜1块，盐适量。

做法 ①牛鞭切段，放入沸水中汆烫，捞出洗净备用；姜洗净，切片。

②将牛鞭、姜片一起放入锅中，加水至盖过所有材料，以大火煮开后转小火慢炖约30分钟关火。起锅前加盐调味即可。

功效 对心理紧张引起的阳痿患者有一定的作用。

★ 民间小偏方

取淫羊藿20克、狗肾鞭1条，一同放入炖锅内，加适量清水，以武火烧沸后转文火继续炖40分钟，每日1次，有温肾助阳之功效。

陈皮红椒烧狗肉

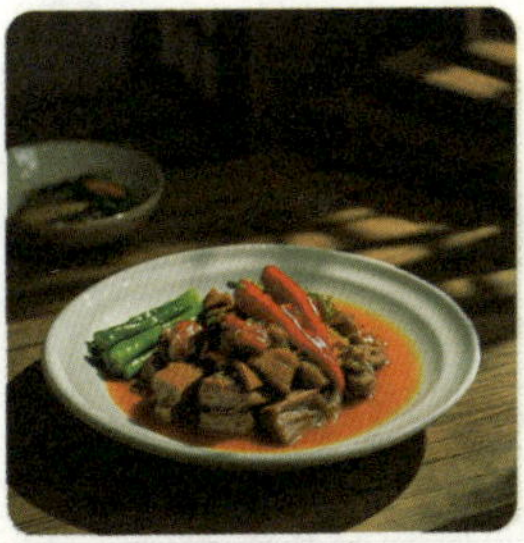

器质性阳痿较为少见，治愈难度大。功能性阳痿较多见，治愈率较高。功能性阳痿是由紧张、焦虑、性生活过度等精神因素，内分泌病变，泌尿生殖器官病变，以及慢性疲劳等原因造成的。中医将阳痿称为“阳事不举”，多由虚损、惊恐及湿热等原因致使宗筋弛纵所致。

材料 狗肉、炒茴香、姜片、葱白、胡椒、盐、酱油、红椒、陈皮各适量。

做法 ①先将狗肉洗净，切块，焯去血水，放进砂锅中，加入盐、炒茴香、姜片、葱白、胡椒、红椒、陈皮和适量水，用大火煮开，再转小火煮烂。

②加酱油，烧透即成。

功效 本品温补脾肾，适合脾肾虚损之阳痿、腰膝冷痛、性欲低下、身体畏寒等症者食用。

饮食小提示

勃起功能障碍是最常见的男性性功能障碍。部分患者常有神疲乏力、腰膝酸软、自汗盗汗、性欲低下、畏寒肢冷等身体虚弱现象。食疗宜吃淫羊藿、牛鞭、羊鞭、鹿茸、冬虫夏草、杜仲等。

3. 早　泄

海马龙骨汤

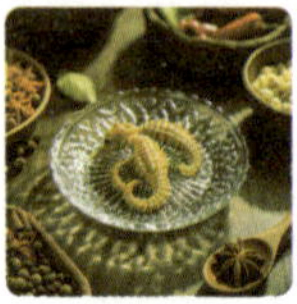
海马

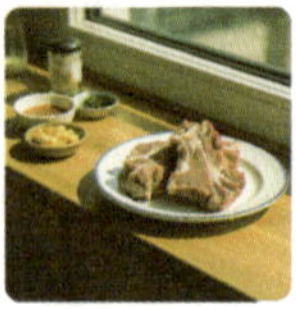
龙骨

早泄是指男子在阴茎勃起之后，未进入阴道之前或正当纳入，以及刚刚进入而尚未抽动时便已射精，阴茎也随之疲软并进入不应期。中医认为，早泄是由于肾脏的封藏功能失调，肾中阳气不足以固摄精液，精关不固所致。

材料 龙骨 220 克，海马 2 只，胡萝卜 50 克，鸡精、盐适量。

做法 ①将龙骨斩件，洗净汆水；胡萝卜洗净去皮，切块；海马洗净。

②将龙骨、海马、胡萝卜放入炖盅内，加适量清水炖 2 小时。

③最后放入盐和鸡精调味即可。

功效 海马具有强身健体、补肾壮阳等功效；龙骨能敛汗固精。此汤对早泄患者有很好的食疗功效。

★ 日常生活小调理

早泄患者平时要注意多运动锻炼，多做慢跑、游泳、仰卧起坐、俯卧撑等运动；注意控制体重，少烟酒。

莲子菠萝饮

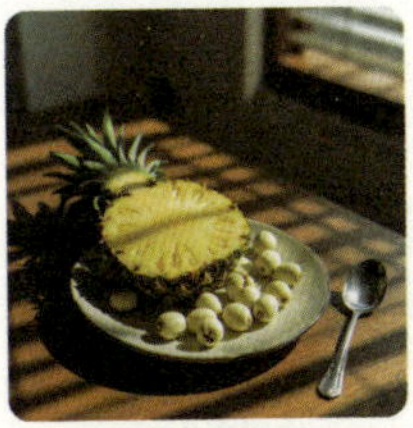

莲子一般人群皆可食用，尤其适合男性遗精早泄者、脾虚腹泻者、失眠者、记忆力衰退者食用。

材料 莲子 100 克，菠萝 1 个，白糖 25 克。

做法 ①锅中加入适量清水，放入白糖烧开。

②莲子泡发洗净，入糖水锅内煮 5 分钟。

③糖水放凉，捞出莲子，将糖水放入冰箱冰镇。

④菠萝去皮洗净，切成小丁，与煮好的莲子一同装入小碗内，浇上冰镇糖水即可。

★ 中药小拓展

桑螵蛸具有补肾固精的功效，治肾虚遗精、滑泄，较适宜以桑螵蛸为辅助药，佐以补肾药和其他收涩药，虚甚者加芡实、锁阳、肉苁蓉、覆盆子等。

4. 遗　　精

鸭肉菇杞粥

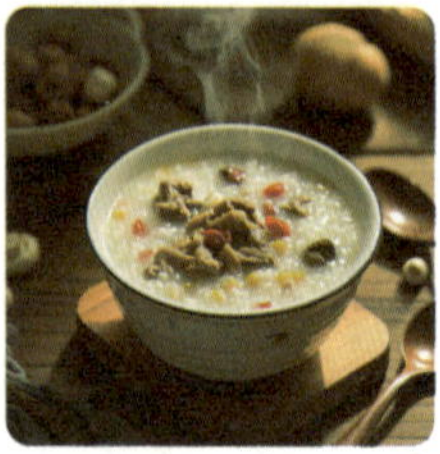

遗精，指的是在不发生性交的情况下，精液自行泄出的一种生理现象。但值得注意的是，遗精现象存在着生理性和病理性的差别。

材料 鸭肉 80 克，冬菇 30 克，枸杞 10 克，大米 120 克，料酒、生抽、盐、味精、葱花适量。

做法 ①大米洗净，冬菇洗净切片，枸杞洗净。鸭肉洗净切块，用料酒、生抽腌制。
②油锅烧热，放入鸭肉过油盛出。
③锅洗净后加清水，放入大米大火煮沸，下入冬菇、枸杞，转中火熬煮至米粒开花。
④下入鸭肉，将粥熬煮至浓稠，调入盐、味精，撒上葱花即可。

功效 滋补肝肾，涩精止遗。

★ 知识小拓展

生理性遗精是正常现象，常发生于青壮年、未婚或婚后分居。青壮年身体健康，精力充沛，睾丸不断分泌大量的雄性激素，促使产生大量精子、精浆，当精液达到饱和状态时便会自行排出。病理性遗精主要是由身体虚弱、纵欲过度、饮酒无度、长期吸烟、过食肥甘等因素导致。

五子下水汤

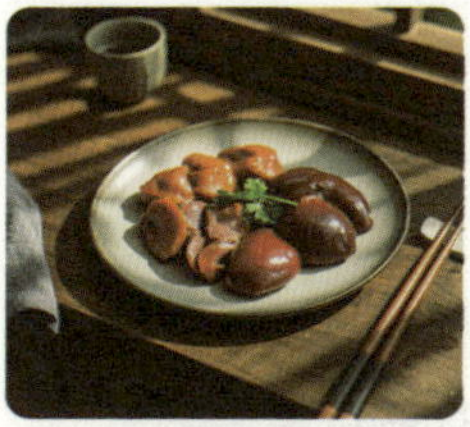

鸡内脏

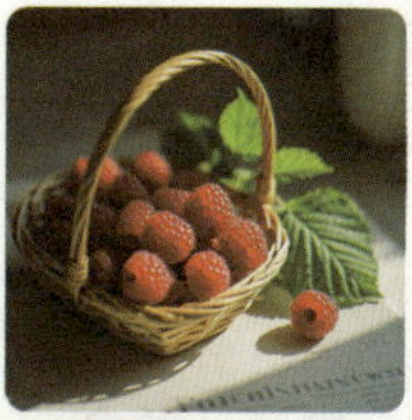

覆盆子

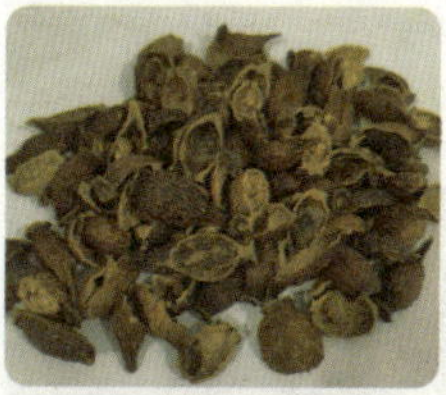

茺蔚子

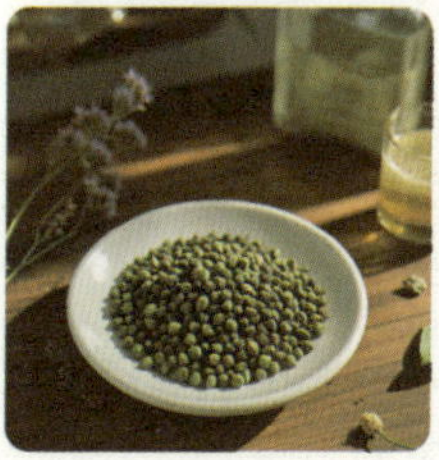

蒺藜子

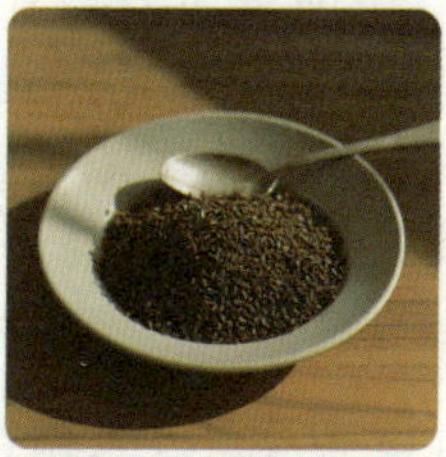

车前子

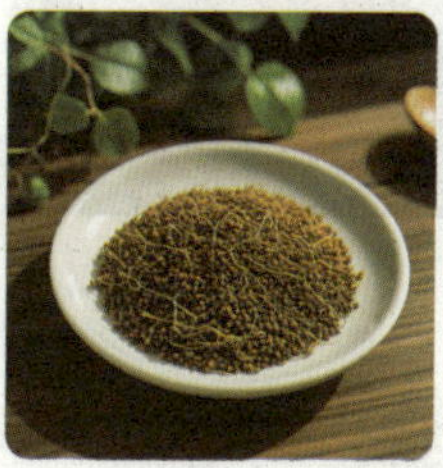

菟丝子

覆盆子可补肝益肾、固精缩尿；菟丝子可补肾益精、养肝明目。

材料　鸡内脏(鸡心、鸡肝、鸡胗)1份，茺蔚子、蒺藜子、覆盆子、车前子、菟丝子各10克，姜2片，葱1根，盐5克。

做法　①将鸡内脏洗净，切片；姜洗净，切丝；葱洗净，切丝；药材洗净。

②将药材放入棉布袋内，放入锅中，加水煎汁。捞起棉布袋丢弃，转中火，放入鸡内脏、姜丝、葱丝煮至鸡内脏熟烂，加盐调味即可。

功效　本汤具有益肾固精的功效，十分适合肾虚阳痿、早泄滑精、腰酸胀痛等病症者食用。

5. 前列腺炎

灯心草雪梨汤

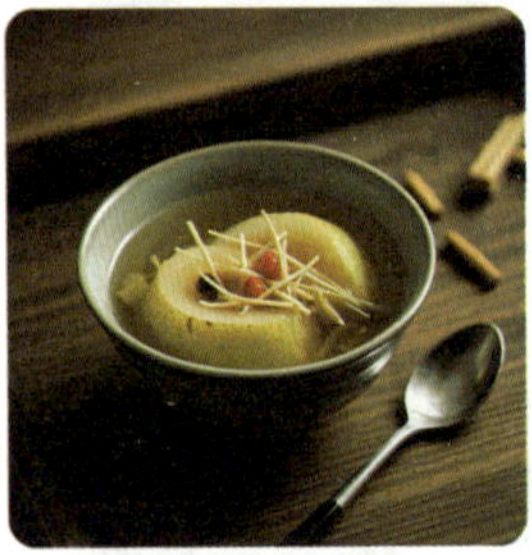

前列腺炎是指前列腺特异性和非特异性感染所致的急慢性炎症，从而引起全身或局部的某些症状。是成年男性的常见病之一，虽然不是一种直接威胁生命的疾病，但严重影响患者的生活质量。

材料 灯心草 15 克，雪梨 1 个，冰糖适量。

做法 ①将雪梨洗净，去皮、核，切块；灯心草洗净备用。
②锅内加适量清水，放入灯心草，小火煎沸。
③煎约 20 分钟后，加入雪梨块、冰糖，再煮沸即可。

功效 用于前列腺炎伴阴虚口干舌燥、小便短赤等症的辅助治疗。

★ 日常生活小调理

前列腺炎患者可在临睡前做自我按摩。具体方法如下：仰卧，左腿伸直，左手放在肚脐的神阙穴上，用中指、食指、无名指三指旋转，同时，右手同样的三指放在会阴穴做旋转按摩，做 100 次后换手，做同样的动作。

茅根豆粥

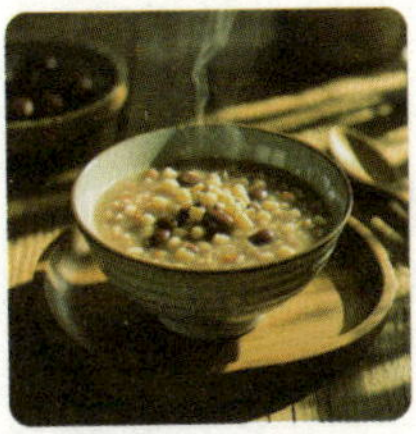

引起前列腺炎的原因包括：前列腺结石或前列腺增生、淋菌性尿道炎等疾病，经常性酗酒，不注意时受凉，邻近器官炎性病变，支原体、衣原体、脲原体、滴虫等非细菌性感染。经常大量饮酒、吃刺激性食物者，长时间固定坐姿者很容易导致前列腺炎。

材料 白茅根适量，大米 100 克，冰糖 10 克，赤小豆适量。

做法 ①大米、赤小豆均泡发、洗净；白茅根洗净、切段。

②锅中倒入清水，放入大米，以大火煮至米粒开花，然后加入白茅根、赤小豆煮至浓稠状，最后调入冰糖煮溶即可。

功效 此粥对尿道炎、前列腺炎、急性肾炎、急性肾盂肾炎、膀胱炎有很好的食疗作用。

★ 中药小拓展

桑葚具有补血滋阴、生津润燥的功效，其富含锌元素，锌元素含量越高，前列腺自行消炎抗菌的能力越强，所以常食桑葚对防治前列腺炎大有益处 。

6. 前列腺增生

韭菜绿豆芽

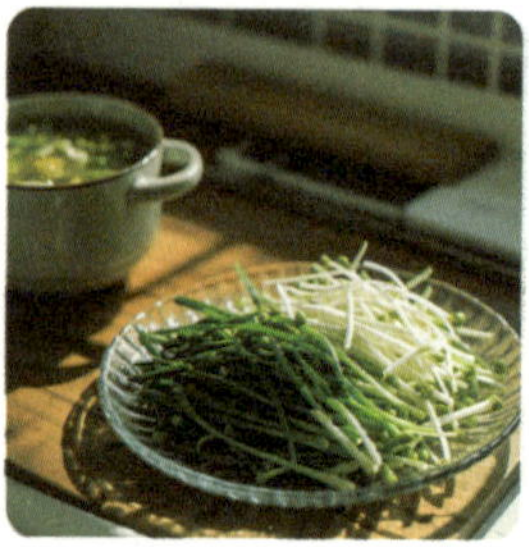

前列腺增生是老年男性常见疾病，其病因是由于前列腺的逐渐增大对尿道及膀胱出口产生压迫作用，导致泌尿系统感染、膀胱结石和血尿等并发症，对老年男性的生活质量产生严重的影响。

材料 韭菜100克，绿豆芽250克，葱丝、姜丝、盐、味精、香油各适量。

做法 ①豆芽洗净；韭菜择洗净，切段。

②锅中加油烧热后下入葱丝、姜丝爆香，再放入绿豆芽煸炒几下。

③下入韭菜段翻炒均匀，加盐、味精、香油调味即成。

功效 绿豆芽中含有丰富的蛋白质、脂肪及B族维生素，可以起到补肾、利尿、消肿、滋阴壮阳等功效，对前列腺增生患者有很好的食疗作用。

★ 中药小拓展

桃仁味苦、甘，性平，归心、肝、大肠经，具有活血祛瘀、润肠通便、止咳平喘的作用，对治疗血瘀型前列腺增生有一定的疗效，可配伍车前草、玉米须、白茅根等利尿药同用。

西红柿炖棒骨

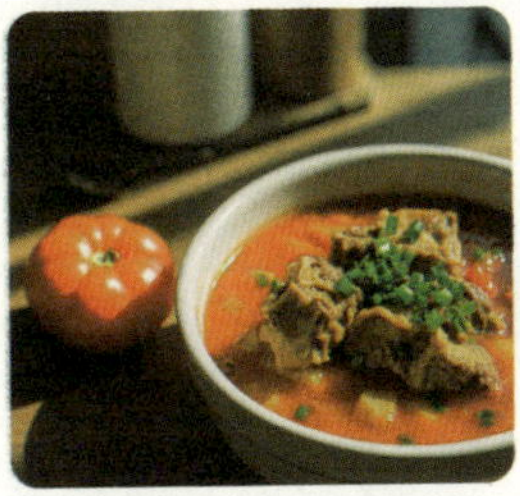

有些前列腺增生患者由于前列腺充血或前列腺内血管扩张，使血管破裂出血，此时可见血尿。有的患者由于尿路梗阻，尿流阻滞，容易并发尿路感染，则可出现脓尿。

材料 棒骨 300 克，西红柿 100 克，盐、鸡精、葱各适量。

做法 ①棒骨洗净剁成块；西红柿洗净切块；葱洗净切碎。

②锅中倒少许油烧热，下入西红柿略加煸炒，倒水加热，下入棒骨煮熟。

③加盐和鸡精调味，撒上葱末，即可出锅。

功效 西红柿所含的番茄红素具有独特的抗氧化能力，能清除自由基，保护细胞，对前列腺癌有很好的预防作用。此品适宜前列腺增生患者食用。

★ 中药小拓展

花生富含多种不饱和脂肪酸，可加强前列腺功能，并有一定的延缓衰老的作用，对男性前列腺炎、前列腺增生均有一定的食疗作用。

第二节 女性进补

1.润肤美颜

蜜橘银耳汤

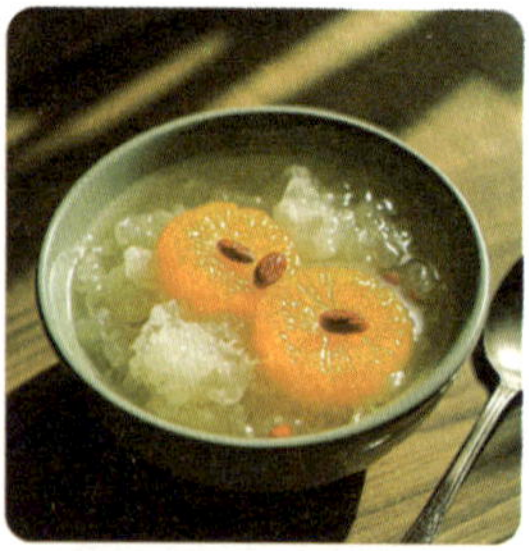

中医认为，要从根本上唤起好气色，延缓衰老，青春常驻，还要从内部调理做起，通过补血理气、调整平衡来让皮肤水嫩透亮。补水先要健脾，只有健脾益气，才能化生津液，通达阳气，滋润皮肤。

材料 新鲜银耳一朵，黄冰糖 50 克，枸杞 15 克，干桂圆 6 颗，百合片 10 片。

做法 ①将新鲜银耳放进淘米水或加了面粉的水中清洗一遍，再用清水洗干净。

②把洗干净的银耳剪成比较小的片状。放进电饭煲里，加一碗水和银耳进行熬煮程序。

③10 分钟后电饭煲中加入黄冰糖和干桂圆。30 分钟后加入百合片和枸杞，再煮 15 分钟即可。

功效 润肤美白，美容养颜。

★ 健康小提醒

慢跑、游泳、跳绳、骑自行车等运动可以促进血液循环，加速皮肤新陈代谢，有助于皮肤紧致。

七锦糯米粥

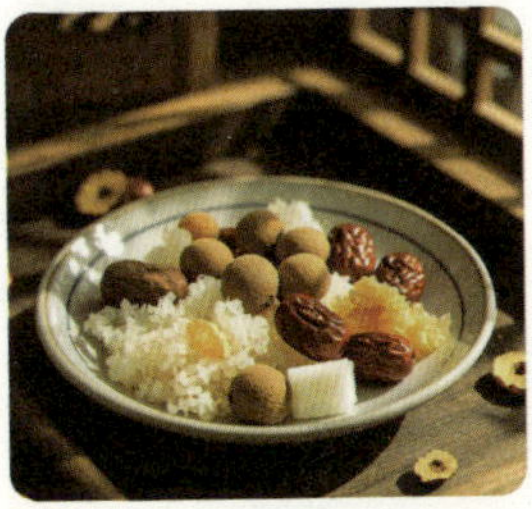 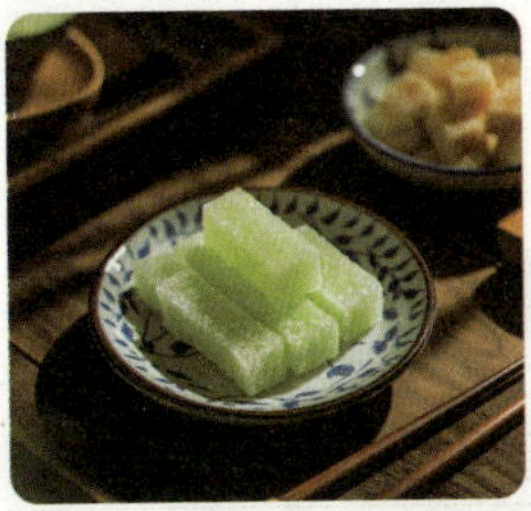

材料 糯米 100 克，桂圆、红枣、银耳各 30 克，冬瓜糖、芝麻和红糖适量。

做法 ①将桂圆去壳，红枣洗净去核，银耳泡发后去杂质。

②糯米淘洗干净，放入锅内，加入适量的水。

③锅内加入红枣、桂圆肉、银耳、冬瓜糖等配料，用大火煮。

④糯米煮至六成熟时，加入芝麻和红糖。

⑤继续煮至所有食材熟透，成为浓稠的粥状即可。

功效 补气养血，润肤养颜。

★ 健康小提醒

绿茶里含有比较多的茶多酚、鞣酸，长期饮用能够起到抗氧化的作用，对皮肤起到美白、去皱的作用。

2. 美白祛斑

木瓜炖银耳

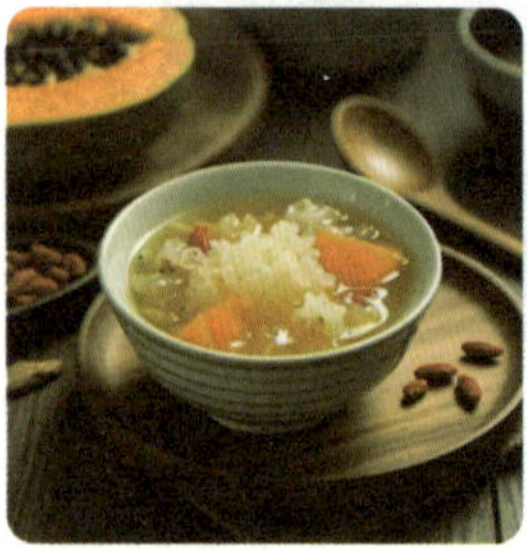

黄褐斑俗称“妊娠斑”“肝斑”，是皮肤黑色素增多而不能及时排出，沉积于面部而引起的一种常见皮肤病。黄褐斑主要发生在颊部、颧部、颏部、前额和鼻等部位，多为对称分布。

材料 木瓜1个，银耳50克，盐、糖、味精各适量。

做法 ①将木瓜洗净，去皮切块。银耳泡发。

②将木瓜、银耳放入砂锅中，并添加适量清水。炖1小时。

③砂锅中放入盐、味精、糖，搅拌均匀，盖上盖子再小火炖1分钟即可。

功效 去除脸部黄褐斑，抗皱润肤。

★ 黄褐斑的产生

黄褐斑的产生与内分泌失调有着密切的关系，女性激素水平异常、月经不调或肝功能不好都可能引发黄褐斑。另外，慢性病、阳光照射、各种电离辐射，以及不良的生活习惯也会引发或加重此病。

什锦水果祛斑粥

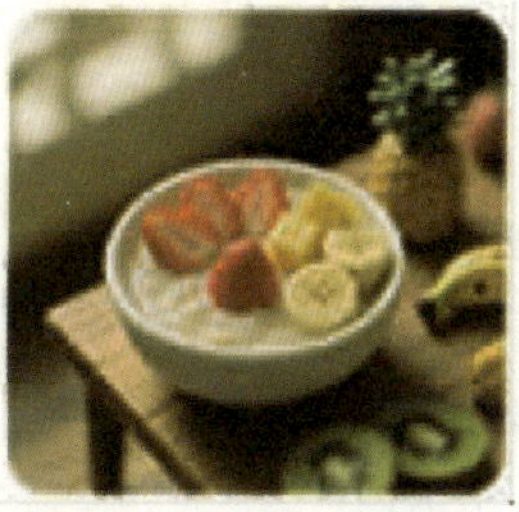

猕猴桃被称作维生素C之最，所含的维生素C比很多水果都要多得多，能阻断黑色素的生成路径，防止色斑长出来，还能使已有的色斑变淡。常吃猕猴桃能给皮肤供应足够的营养，提高皮肤自我修复的功能，让斑点慢慢消失。

材料 梨、香蕉、苹果、菠萝、猕猴桃各1个，草莓4个，水淀粉、糯米、白糖、蜂蜜各适量。

做法 ①糯米洗净，放入水中浸泡1小时。所有水果洗净、处理后切丁。

②锅内加糯米和水熬煮成粥，放入所有的水果丁。大火烧开后，转小火熬至水果煮烂，加入白糖，淋入水淀粉，边淋边用勺推，食用时放入蜂蜜即可。

功效 解暑消烦，美白祛斑。

★ 温馨小提示

清洗草莓最好的方法是用盐水冲洗，但不能在水中浸泡过长时间，否则草莓内的维生素会大量流失，降低营养价值，而且溶解于水的农药有可能会反渗入草莓中。

3. 防皱抗衰

草菇糯米海鲜粥

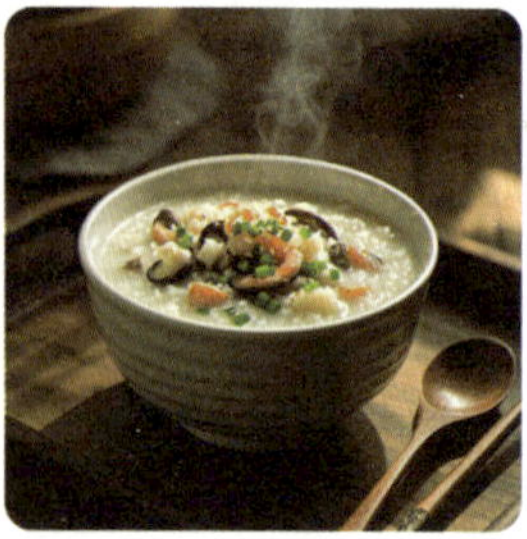

随着年龄的增长，皮肤会逐渐变得粗糙、干燥、弹性差、皱纹增多。导致皱纹产生的原因有很多，中医认为，皱纹与人体脏腑的功能活动密切相关，主要是因为机体衰老、内脏功能失调、饮食不当及情志不调等。

材料 糯米150克，洋葱半个，鲜虾仁100克，草菇2个、鸡蛋1个，盐、胡椒粉、料酒、清汤各适量。

做法 ①洋葱切碎，草菇切片，虾仁焯熟。
②鸡蛋打散，加调料上屉蒸熟。
③砂锅内放清汤及糯米熬煮成粥，调味煮开后加入洋葱碎、草菇片、虾仁，煮熟后，加入蛋羹，搅拌均匀即可。

功效 抗氧化，紧肤除皱。

★温馨小提示

阳光中的紫外线可以穿透表面皮肤至皮肤真皮层，破坏胶原蛋白和弹性蛋白使皮肤干瘪、松弛、失去弹性，对皮肤有一定的伤害。防晒抗衰老法通过各种防晒措施避免阳光中的紫外线损害皮肤，进而达到抗衰老的目的。

杏仁牛奶芝麻粥

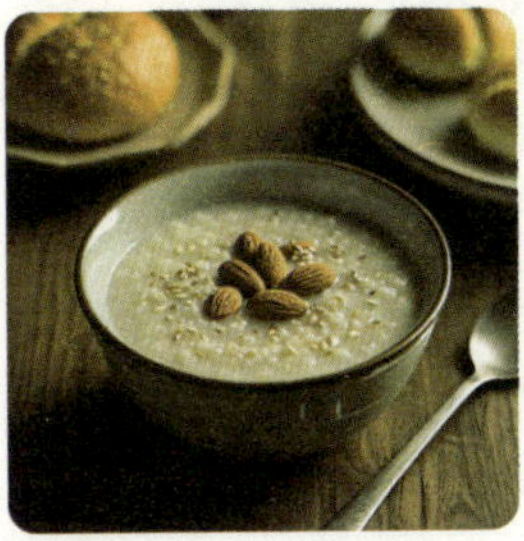

虽然皮肤自然老化是不可抗拒的，但仍可借助食疗方法推迟皱纹的产生。比如，适当选用养生粥膳，就能够缓解皮肤营养失调状况、帮助皮肤正常代谢、促进皮肤水润等，从而减少皱纹的出现。

材料 糯米、黑芝麻、白芝麻、杏仁、核桃仁、牛奶、枸杞各适量。

做法 ①将糯米淘洗干净，用清水浸泡2小时；枸杞泡洗干净。

②将黑芝麻、白芝麻倒入锅中，不停地翻炒，炒到微香即可。盛出备用。

③砂锅中加入适量水煮开，倒入糯米、牛奶煮开，改用小火熬煮。

④放入杏仁、核桃仁煮到八成熟，加入黑芝麻、白芝麻、枸杞煮成粥即可。

功效 润肤养颜，延缓衰老

★ 健康小提醒

(1)避免带妆睡觉，以免堵塞毛孔，损伤皮肤。

(2)不要戴胸罩入睡，以免诱发乳腺肿瘤。

(3)睡前卸掉饰物，避免慢性吸收和蓄积中毒。

(4)睡前避免生气和饱餐，以免影响睡眠质量。

通过遵循上述方法，可以在很大程度上改善睡眠质量，并有助于延缓衰老的过程。良好的睡眠是健康和美丽的基础。

4. 乌发明目

桑麻糖水

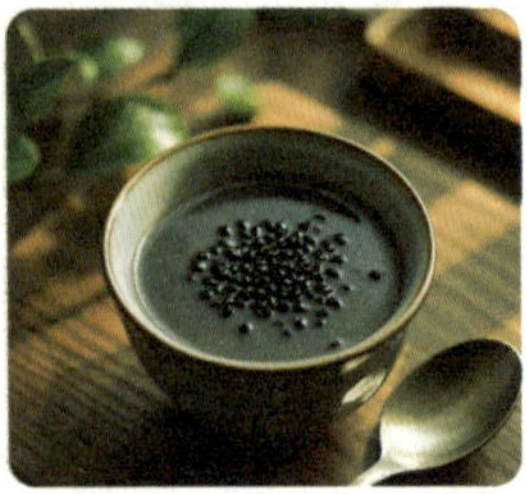

中医认为，“肝肾同源”“肝开窍于目”“肾主骨，其华在发”。因此，乌发明目的药膳主要是以滋阴凉血、补肾养肝为主，伴以养血安神、疏风清热。

材料 桑叶茶、黑芝麻、蜂蜜。

做法 ①将桑叶茶研成细末。
②黑芝麻捣碎，与桑叶茶末一起加水煎40分钟。稍凉后加入蜂蜜调味即可饮用。

功效 平肝明目，疏散风热，养阴生津。

★ 健康小提醒

黑芝麻又名胡麻、芝麻。黑芝麻性平，味甘，归肝、肾、肺、脾经，具有润肠、通乳、补肝、益肾、养发、强身体、抗衰老等功效。桑叶茶中的黄酮化合物、酚类、氨基酸、有机酸、胡萝卜素、维生素及多种人体必需的微量元素，有助于抑制色素沉着的发生和发展，减少皮肤或内脏中脂褐质（即老年斑）的积滞。

黑豆蛋酒汤

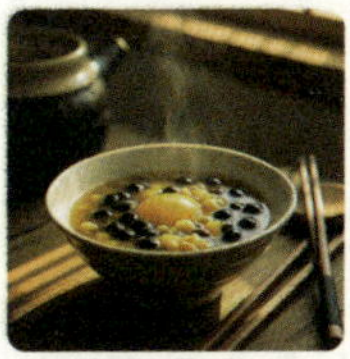

黑豆具有祛风除湿、调中下气、活血、解毒、利尿、明目等食疗作用。

材料 黑豆 50 克，鸡蛋 1 枚，米酒 100 毫升。

做法 ①黑豆提前淘洗干净后用水泡发一夜。

②鸡蛋用刷子刷洗干净后备用。

③取一煮锅，先放入黑豆和鸡蛋，再放入两碗水煮沸后改小火煮。

④鸡蛋煮熟后取出用凉水冲凉后剥去外壳再放入煮锅里与黑豆同煮。

⑤黑豆煮熟后，加入米酒煮约 30 分钟即可。

功效 补血安神，明目健脾，补肾益阴，常食用能乌发。

★ 温馨小提示

眼保健操通过按摩眼部周围的穴位，促进血液循环，增加眼部供血供氧，从而缓解睫状肌痉挛性收缩，防止视疲劳。虽然眼保健操不能直接恢复视力，但它能加强眼部肌肉的张力和调节能力，有助于预防近视的发生。

5. 丰胸美型

木瓜煲猪脚

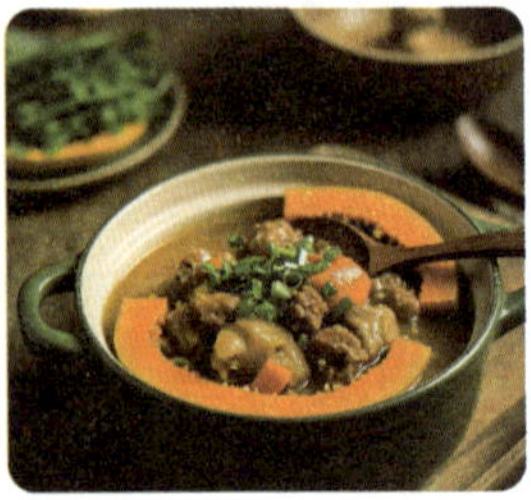

乳头的水平位置低于乳房皱襞之下即乳房下垂，哺乳、年龄增长与减肥是造成乳房下垂的主要原因，内衣尺码不符、睡眠姿势不规范等外部因素也会导致乳房下垂。

材料 木瓜半个，猪蹄1个，红枣6颗，小葱1棵(挽成结)，姜片、盐、料酒各适量。

做法 ①红枣洗净备用；木瓜去皮和籽，洗净切大块。

②锅里放水加少许料酒(可以去除异味)，放猪蹄焯水后洗干净备用。

③砂锅内放水，将猪蹄和红枣、姜片、小葱一起放进去。大火煮开，如有浮沫，用汤勺将浮沫撇去。

④再开小火慢慢煲1.5小时左右，加木瓜，再炖30分钟左右，关火前5分钟加盐即可。

功效 和血、润肤、丰胸，对乳房下垂的女性有很好的食疗作用。

★ 健康小提醒

扩胸运动能够锻炼胸部肌肉，包括胸大肌和胸小肌，使这些肌肉变得更加紧实有力。胸部肌肉的增强可以为乳房提供更好的支撑，减少因重力作用导致的下垂。

蒲公英鸡肉粥

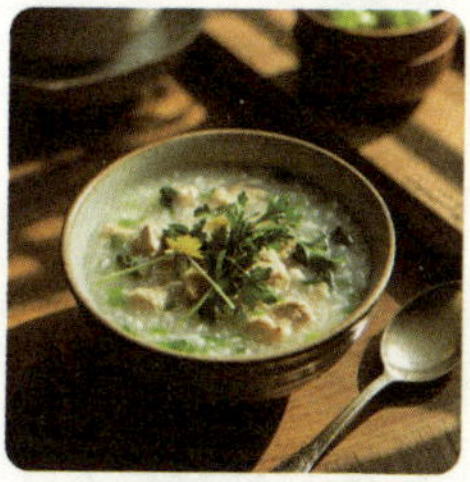

食物丰胸是指通过调整饮食规律，利用蔬菜、水果、肉类等中的营养物质来达到丰胸的目的。

材料 粳米150克，鸡肉100克，新鲜蒲公英40克，盐适量。

做法 ①粳米洗净；鸡肉洗净，切丝。

②蒲公英去杂洗净，沸水中略炒烫，挤水切段。

③粳米放入砂锅中加水大火煮沸，放入鸡肉和蒲公英段，改小火慢熬至粥浓稠，放盐调味即可。

功效 促进性腺激素分泌，达到丰胸的效果。

★ 按摩小窍门

按摩丰胸是一种非手术的丰胸方法，通过特定的手法按摩乳房，以促进血液循环、增加胸部肌肤弹性，进而达到丰胸的效果。集中式按摩主要是通过双手放在乳房的外侧，由虎口向上压，然后从内向外，一直抬到乳房的外侧，然后松手，这样重复练习15～25次。

6.减肥瘦身

养肤瘦脸茶

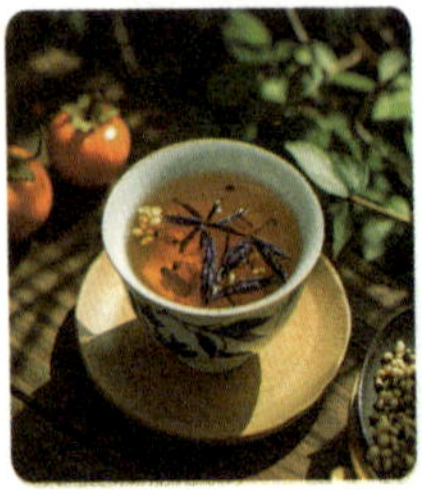

中医认为，肥胖的成因主要是先天禀赋、嗜食肥甘厚腻、久卧不动、脏腑失调。中医主张从饮食、运动、健脾化痰、调肝补虚等方面入手，以调整人体脏腑阴阳气血平衡为手段，将人体多余脂肪代谢掉，以达到减肥瘦身的目的。

材料 柿叶15克，紫草10克，薏米20克。

做法 ①将所有材料洗净。

②在陶瓷器皿中先放入薏米，加水煎煮30分钟；再加入柿叶、紫草继续煮5分钟关火。滤去渣即可。

功效 利尿通便、消肿，清热解毒，瘦脸减肥。

★ 嘟嘴训练

嘟嘴训练可以锻炼到上唇肌肉，同时紧致肌肤，以达到瘦脸的效果。具体做法是将嘴巴嘟起来，嘟成圆形，然后用手指将上唇向外向上用力扒开，这时上唇和下唇一定要牢牢合住。

红豆绿豆瘦身粥

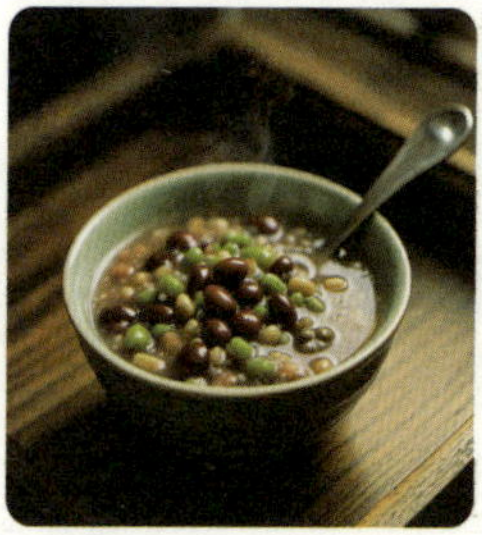

红豆具有止泻、消肿、滋补强壮、健脾养胃、利尿、抗菌消炎、排出毒素等功效。

绿豆具有降压、降脂、滋补强身、调和五脏、保肝、清热解毒、消暑止渴、利水消肿等功效。

材料 红豆 100 克，绿豆 100 克，山楂 2 颗，红枣 3 颗。

做法 ①红豆和绿豆用水浸泡 3 小时。山楂、红枣洗干净。
②将红豆和绿豆放入砂锅中，倒入适量的清水，煮沸后放入山楂和红枣。待再次煮沸后，转成小火慢慢熬煮，煮至豆烂时即可。

功效 利尿排毒，减肥去脂。

★ 睡觉对减肥的好处

充足的睡眠有助于提高人体的新陈代谢速度，可以加快体内脂肪的分解、代谢，对减肥有一定的作用。

7.月经过少

首乌黄芪鸡

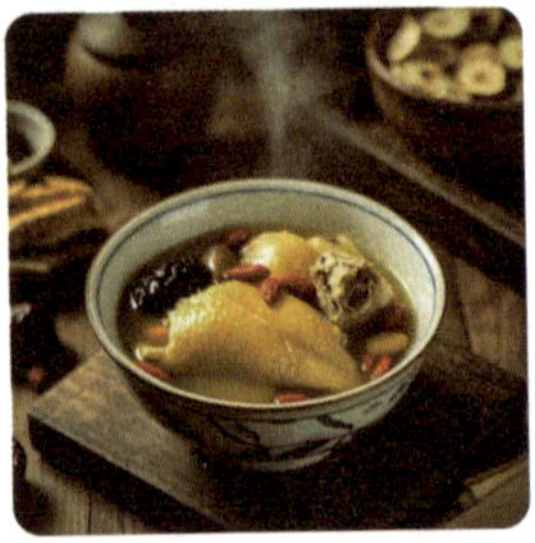

月经周期正常，经量减少或行经时间不足两天，甚至点滴即净，均称为“月经过少”。一般来说，经量少于20毫升即为月经过少。

材料 何首乌、黄芪、菟丝子、覆盆子、益母草各15克，当归、刘寄奴、白芍各9克，茯苓8克，川芎6克，鸡1500克，葱、盐、姜各10克，料酒20毫升。

做法 ①将鸡处理干净；姜去皮，洗净，拍松；葱洗净，切段。

②将全部药材洗净，装入纱布袋。

③将鸡肉和纱布袋放入炖锅内，加入适量清水，置大火上烧沸，改用小火炖1小时后加入葱段、盐、姜、料酒即可。

功效 本品对气虚、血瘀、肾虚三个证型的月经过少患者均有食疗作用。

★ 中药小拓展

何首乌可补血养肝、补肾；黄芪、茯苓可健脾补气；菟丝子、覆盆子是补肾助阳的良药；益母草、刘寄奴、川芎均可活血、调经、止痛；当归、白芍可补血；鸡肉可益气补虚。

四季乌鸡汤

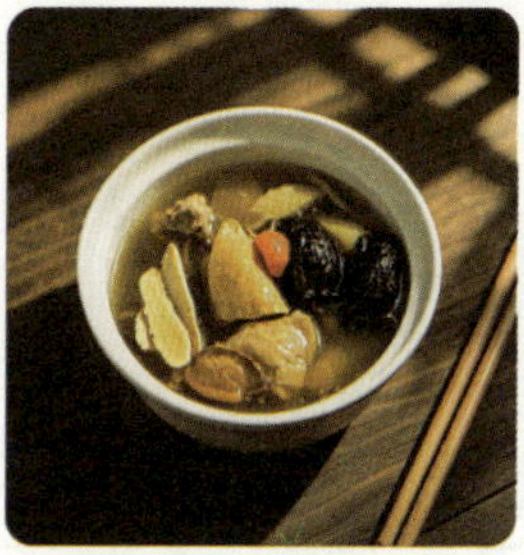

乌鸡汤富含铁元素，具有滋阴补血、健脾固冲的作用，对妇女产后亏虚、乳汁不足及气血亏虚引起的月经不调、子宫虚寒、行经腹痛、身体瘦弱等症均有效果。

材料 乌鸡、葱、生姜、党参、白芷、红枣、枸杞、桂圆、黄芪、当归等各适量。

做法 ①将乌鸡去毛、去内脏，清洗干净，切成块状或剁成块。

②将乌鸡块放入冷水中，烧开后焯水，去除血水和杂质。

③将焯水后的乌鸡块放入清水中，加入上述食材，大火烧开后转小火炖煮 2～3 小时，直到乌鸡熟透、鲜嫩。

④最后，根据个人口味适量加盐调味。

功效 补气养血，健脾安神。

★ 健康小提醒

有氧运动可以帮助改善血液循环，促进子宫内膜的生长和脱落，从而增加月经量。建议每周进行至少 150 分钟的中等强度有氧运动，如快走、慢跑、骑车、游泳等。

8. 痛　　经

艾叶煮鸡蛋

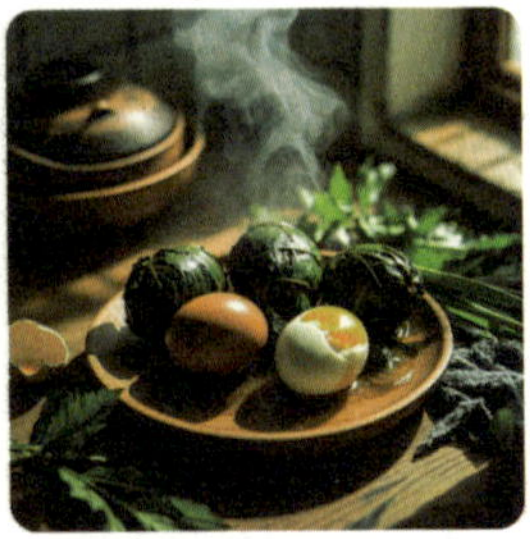

中医学认为，痛经的发病与肾、肝、脾三脏密切相关，肾气亏虚、气血不足，加上各方面的压力，令肝气郁结，以致气血运行不顺，造成痛经。因此，治疗痛经以补肾、健脾、疏肝、调理气血为主。

材料 干燥的艾叶，鸡蛋。

做法 ①将艾叶清洗干净，去除杂质和梗，然后切成小段。

②将鸡蛋放入锅中，加入足够的水，确保鸡蛋完全浸没。用中火将水煮沸，然后转小火煮，直到鸡蛋熟透。

③在鸡蛋煮熟后，将艾叶加入锅中，继续用小火煮10～15分钟。

④根据个人口味，可以在煮的过程中加入适量的食盐或其他调料。

⑤煮好后，将鸡蛋捞出即可。

功效 理气血，逐寒湿，温经止血。

★ 健康小提醒

艾叶可治月经不调、痛经、心腹冷痛、久痢、下血等症，尤其擅长治疗寒凝胞宫所致痛经、月经不调、胎动不安等症。

桂枝红枣山楂汤

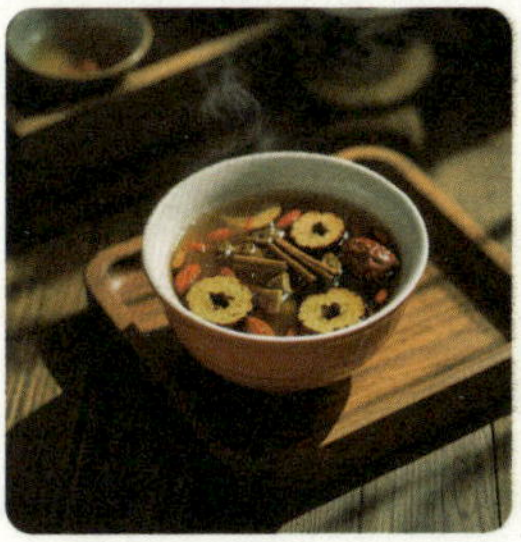

桂枝具有发汗解肌、温通经脉、助阳化气、平冲降气的功效。还可以治疗寒凝血滞导致的月经不调、经闭痛经、产后腹痛，以及风寒湿痹引起的肩臂疼痛。

材料 桂枝10克，红枣5颗，山楂3颗，红糖30克，枸杞10克。

做法 ①桂枝用清水浸泡后洗净，用纱布袋装好备用。

②红枣和山楂去核洗净。

③将红枣、山楂、枸杞和桂枝放在一起煎煮，煮好后拿去纱布袋，调入红糖即可。

功效 温经散寒，活血止痛。

★ 关元穴

关元穴位于肚脐下3寸，是治疗月经痛的主要穴位之一。按摩关元穴可以缓解子宫的紧张状态，改善痛经的症状。

9. 闭　　经

玫瑰调经茶

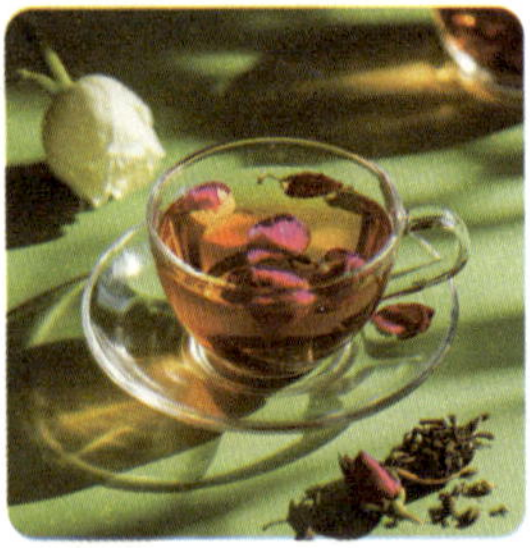

女子年逾16周岁月经尚未来潮，或月经周期已建立后又中断6个月以上或月经停闭超过3个经期者，称为闭经。前者为原发性闭经，后者是继发性闭经。

材料 玫瑰花8朵，益母草10克。

做法 ①清洗玫瑰花、益母草，去除杂质。
②将玫瑰花及益母草放入养生壶中，调至煮茶模式。
③煮好后倒入杯中饮用即可。

功效 活血通经。

中医小提醒

中医学认为，闭经是由肝肾不足、气血亏虚、血脉失所致，临床以肾气亏虚、阴虚血燥、气血虚弱、气滞血瘀和痰湿阻滞为多见。闭经可能会打破心理平衡，使女性产生明显的心理负担，并可能带来一系列精神症状。提前闭经可能会引起身体早衰，和人体的代谢性疾病。

红薯煲姜汤

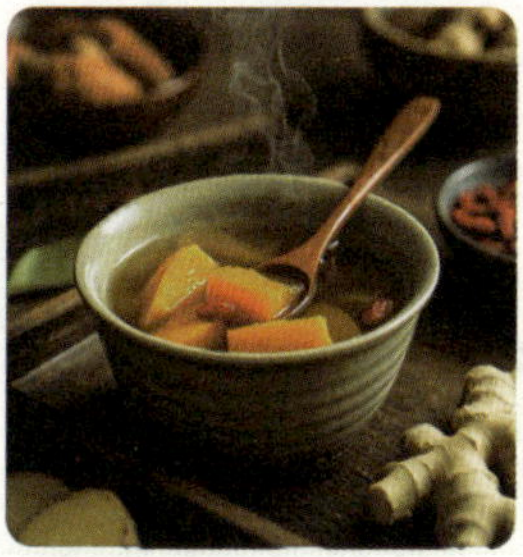

益母草也称红花艾、月母草。《本草纲目》中记载：益母草性凉，味辛、苦，归心、肝、膀胱经。益母草是活血调经的妇科良药，具有活血化瘀、调经、利水的功效。

材料 红薯1个，老姜1块，郁金10克，益母草10克，三七5克，糖、盐适量。

做法 ①将红薯洗净削皮，切块；三七研成粉；老姜洗净，整块用刀拍散备用。

②郁金、益母草洗净后，用纱布袋装好备用。

③锅中加入适量清水煮沸，放入红薯、老姜及药袋；至红薯煮熟拿出药袋，撒入三七粉，调入糖、盐调味即可。

功效 行气化瘀，调经顺气。

★ 闭经饮食注意

(1)饮食宜清淡，多食新鲜蔬菜、豆类、水果等。

(2)忌生冷酸涩食物，忌食羊肉、牛肉等腥臊或油炸、辛辣等刺激性食品。

(3)忌暴饮暴食，忌食肥腻甘厚、不利营养精血等食物。

10. 阴　道　炎

马齿苋荠菜汁

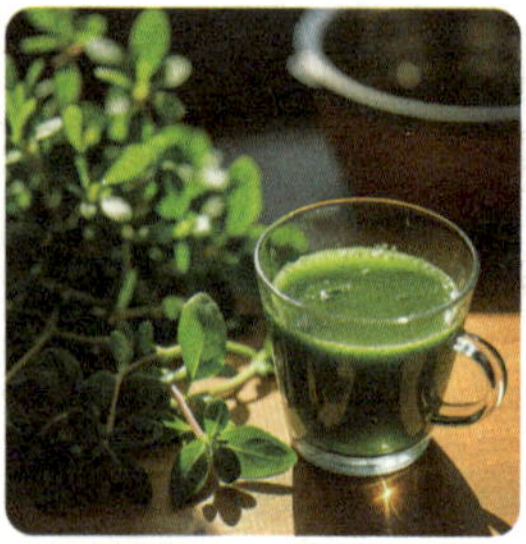

阴道炎是阴道黏膜及黏膜下结缔组织的炎症。正常健康妇女的阴道对病原体的侵入有自然防御功能，当防御功能受到破坏时，病原体则易于侵入而致阴道炎。中医学认为，脏腑受损、肝肾失常和湿热虫毒是导致阴道炎的主因，临床以肝经郁热和肝肾阴虚多见。

材料 500 克鲜马齿苋，500 克鲜荠菜。

做法 ①将马齿苋和荠菜去除杂质并清洗干净。
②将马齿苋和荠菜连根切碎，放入榨汁机中榨成汁。
③将榨出的马齿苋和荠菜渣用适量温开水浸泡 10 分钟，然后重复绞榨取汁，合并两次得到的汁液。
④使用纱布过滤合并后的汁液，去除残渣。
⑤将过滤后的马齿苋荠菜汁放入锅中，用小火煮沸即可。

功效 此食疗方对阴道炎有很好的疗效。

温馨小提示

由于马齿苋和荠菜性寒，所以脾胃虚寒者慎用。

苦参黄柏饮

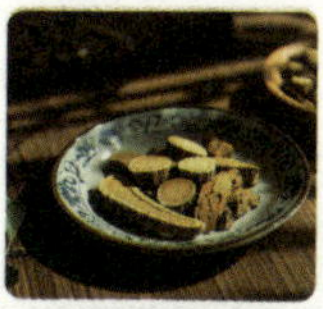

苦参

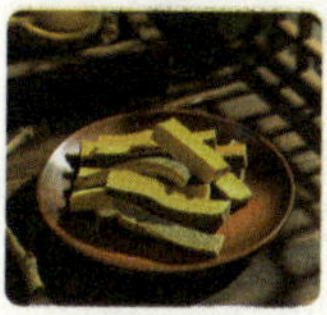

黄柏

引起阴道炎的病原体很多，包括细菌、病毒、原虫、念珠菌、衣原体等。临床上将阴道炎分为细菌性阴道炎、滴虫性阴道炎、真菌性阴道炎、老年性阴道炎四种。

材料 黄柏、金银花、苍术各 6 克，苦参 10 克，生甘草 5 克，白糖适量。

做法 ①黄柏、金银花、苍术、苦参、生甘草分别洗净。

②砂锅内放入以上药材，加入适量清水，大火烧沸，转用小火煎煮 25 分钟，关火。

③去渣取液，加入白糖搅匀即成。

功效 此饮可清热燥湿、抑菌杀虫、消肿止痒，适合滴虫性阴道炎患者饮用。

★ 知识小拓展

黄柏，为芸香科植物黄皮树或黄檗的干燥树皮。外表面呈黄褐色或黄棕色，平坦或具纵沟纹，有的可见皮孔痕及残存的灰褐色粗皮。内表面暗黄色或淡棕色，具细密的纵棱纹。体轻，质硬，断面纤维性，呈裂片状分层，深黄色。具有清热燥湿、泻火除蒸、解毒疗疮的功效。

11. 白带异常

糯米香蕉粥

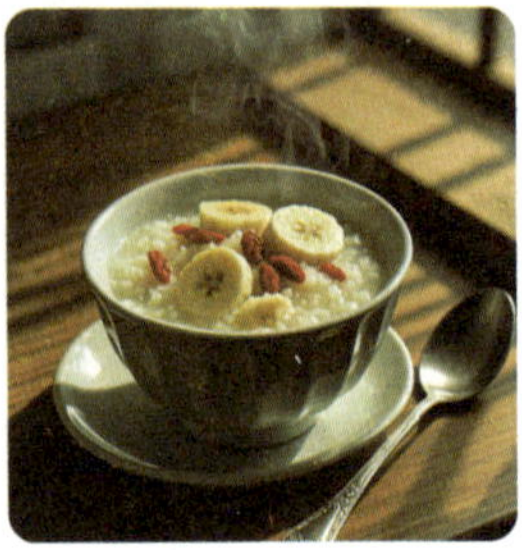

白带是女性常见的一种生理现象。白带异常主要是女性内生殖器疾病的信号，应当引起重视。白带异常可能为量的增多，也可能还有色、质和气味方面的改变。一般来说，有白带过多或白带过少之分。

材料 糯米 100 克，香蕉 40 克，白糖 10 克，枸杞少许。

做法 ①糯米洗净；香蕉去皮，切片；枸杞洗净。

②砂锅置火上，放入适量清水，放入糯米，用大火煮至米粒开花。

③再放入香蕉和枸杞，用小火煮至 5 分钟即可。

功效 滋补身体，增强免疫力，促进新陈代谢，对白带异常的患者很有好处。

★ 香蕉的营养价值

香蕉果肉营养价值颇高，其中维生素 A 能促进生长，增强对疾病的抵抗力，是维持正常的生殖力和视力所必需的。

桂圆枸杞银耳汤

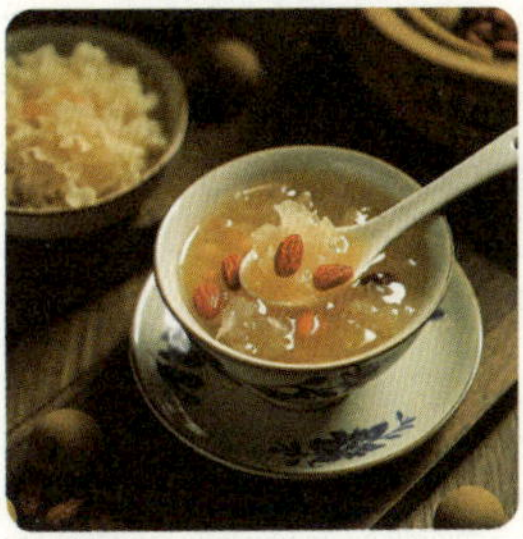

带下过少，是指带下量明显减少，以致阴中干涩痒痛，甚或阴部萎缩。中医学认为，血枯瘀阻、肝肾亏损是致使带下过少的主要原因。

材料 银耳 50 克，枸杞子 20 克，桂圆 10 克，姜 1 片。

做法 ①将桂圆、枸杞洗净。

②将银耳泡发，洗净，煮 5 分钟，捞起沥干水。

③锅置火上，下油爆香姜，银耳略炒后盛起。另加适量水煮沸，放入枸杞、桂圆、银耳、姜再煲滚，小火煲 1 小时。

功效 对肝肾亏虚引起的带下过少、阴道干涩等症状均有改善作用。

★ 枸杞的营养价值

枸杞也称枸杞果、枸杞豆。《本草纲目》中记载：枸杞性平，味甘，归肝、肾经。枸杞是滋肾、润肺的高级补品，除此以外，还有补肝、明目的功效。

12. 盆 腔 炎

丹参瘦肉粥

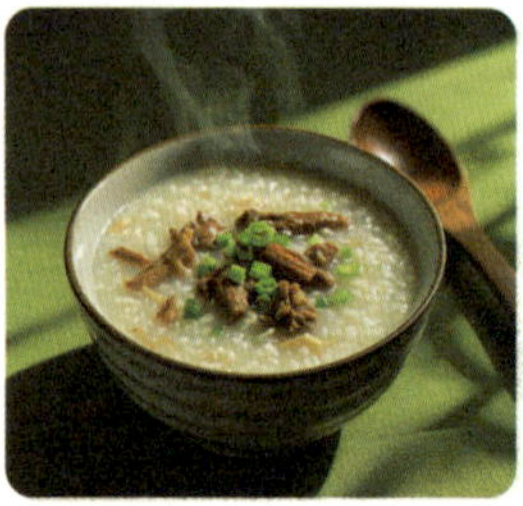

盆腔炎是指女性的盆腔器官组织发生的炎症性病变，主要包括子宫内膜炎、输卵管炎、输卵管卵巢脓肿和盆腔腹膜炎。一般以子宫内膜炎和输卵管炎常见，可一处或几处同时发病，是妇科常见病。

材料 猪瘦肉 200 克，丹参 100 克，绿豆 50 克，盐、鸡精各 5 克。

做法 ①猪瘦肉洗净，切块，入沸水汆水；丹参洗净，切段；绿豆洗净，用水浸泡 2 小时。
②将猪瘦肉、绿豆放入砂锅中，加入适量清水慢炖 2 小时。
③再放入丹参，转大火煮 10 分钟，调入盐和鸡精即可关火。

功效 此粥对湿热下注引起的急性盆腔炎有很好的疗效。

★ 保养小妙招

盆腔炎的保养方法主要包括以下几个方面：

(1)注意个人卫生。保持外阴清洁干燥，避免使用公共盆具，特别是在经期、产后和流产后。

(2)合理饮食。营养均衡，以清淡饮食为主，忌食生冷和刺激性食物。

(3)适当运动。劳逸结合，适当运动可以提高身体的免疫力。

(4)局部热敷。可以使用热水袋热敷腹部，每天用热水泡脚，以促进血液循环，缓解组织粘连。

(5)避免久坐。久坐会影响盆腔血液循环，不利于盆腔炎症的恢复。

生地木棉花瘦肉汤

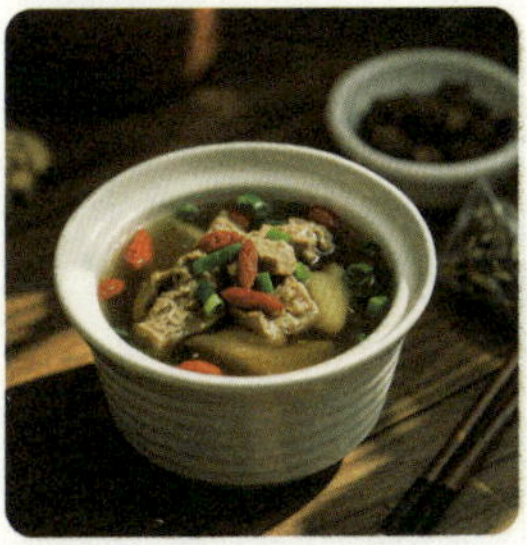

木棉花作为一种传统中药材，被广泛用于中医药领域。它具有多种功效，包括清热解毒、利湿消肿、凉血止血等。在中医理论中，木棉花的这些特性会对盆腔炎患者有一定的辅助治疗作用。

材料 生地60克，木棉花60克，陈皮适量，猪瘦肉500克，生姜3片，盐和食用油各适量。

做法 ①将生地、木棉花和陈皮分别洗净，并稍作浸泡。
②猪瘦肉洗净后，切成大块备用。
③将所有材料放入瓦煲内，加入适量清水，先用大火煲沸，然后改用小火煲约2.5小时。
④最后加入适量的盐和油进行调味即可。

功效 此食疗汤对湿热下注引起的急性盆腔炎有很好的疗效。

★ 健康小提醒

两腿开立，与肩同宽，两腿微弯曲，两臂自然下垂，双手半握拳。先向左转腰，再向右转腰。与此同时，两臂随腰部的左右转动而前后自然摆动，并借摆动之力，双手一前一后，交替叩击腰背部和小腹。每天坚持练习对盆腔有益。

13. 宫 颈 炎

红豆青椒炒芦荟

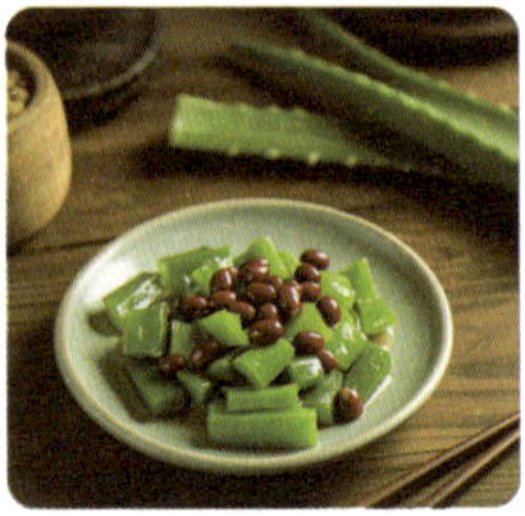

宫颈炎是育龄期女性的妇科常见病、多发病之一，分为急性与慢性两种。急性宫颈炎主要症状为白带增多，呈脓性，伴腰痛、下腹不适。多是因为分娩、流产或手术损伤宫颈后，使病原体侵入宫颈黏膜而发生的感染。

材料 芦荟 250 克，红豆 100 克，青椒半个，盐、醋适量。

做法 ①芦荟洗净去皮，取肉切薄片；红豆洗净，青椒洗净切丁。

②红豆放入锅中煮熟后，捞起沥干水。

③油锅烧热，加青椒爆香，放入芦荟肉、红豆一起炒熟，最后加入盐、醋即可。

功效 此食疗对宫颈炎有一定的作用。

★ 饮食小提示

宫颈炎患者饮食应注意营养，多食富含维生素、纤维素的食物，可增强身体免疫力，减少感染的机会。保持饮食清淡，多饮水，多食蔬菜。多进食一些具有消炎抗菌作用的食物，如大蒜、马齿苋、油菜、芥菜、苦瓜等。

大芥菜红薯汤

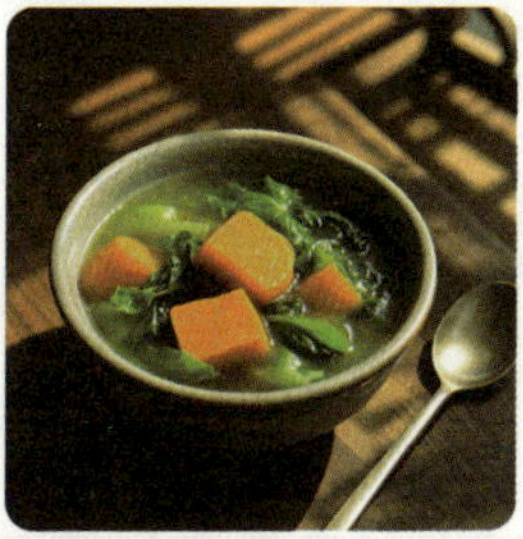

宫颈炎在临床上以慢性宫颈炎较常见，主要症状表现为白带增多，呈乳白色，黏液状或白带中夹有血丝，或性交出血，伴外阴瘙痒、腰骶部疼痛等。中医学认为，宫颈炎多由脾肾两虚和湿热侵身所致，故临床分为脾虚型、肾虚型和湿热下注型。

材料　白花蛇舌草 10 克，大芥菜 450 克，红薯 1 个，橄榄油、姜、盐适量。

做法　①大芥菜洗净，切段；白花蛇舌草洗净；红薯去皮，洗净，切块。
②烧一壶热水备用。
③烧锅，加入橄榄油、姜、红薯，大火炒 5 分钟，加入热水。
④加入大芥菜、白花蛇舌草，煲 20 分钟，加入盐调味即可。

功效　此食疗有利湿、解毒、杀菌之功效，能抗感染，抑制细菌生长，对阴道炎、外阴瘙痒、宫颈糜烂等症有一定的作用。

★ 中药小拓展

白花蛇舌草为一年生无毛纤细披散草本，高 20～50 厘米。根细长，分枝，白花。茎略带方形或扁圆柱形，光滑无毛，从基部发出多分枝。花期春季。种子棕黄色，细小，且有 3 个棱角。其成药味苦、淡，性寒。主要功效是清热解毒、消痈散结、利尿除湿。对治疗各种类型炎症有很好的效果。

14. 女性不孕症

香椿芽拌豆腐

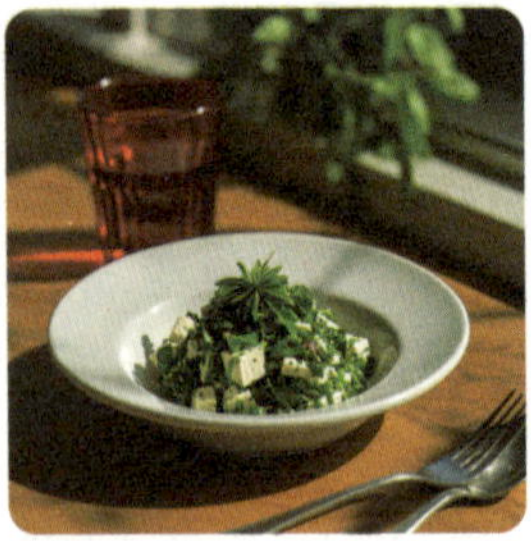

排除男方因素，女性不孕症是指未采取避孕措施并正常同居一年而未妊娠的情况。不孕症可分为原发不孕和继发不孕，婚后从未受孕称原发不孕，曾有过生育或流产且两年未再孕称继发不孕。

材料 嫩香椿芽、豆腐、盐、香油各适量。

做法 ①嫩香椿芽洗净后用开水焯烫5分钟，挤出水分，切成细末。

②豆腐切块，盛盘，加入香椿芽末、盐、香油拌匀即可。

功效 香椿具有良好的补阳滋阴、抗衰老的作用，对肾阳虚导致的不孕症有调理作用。

★温馨小提示

不孕症患者在饮食上首先要清淡饮食，不要吃刺激性的食物，特别是在月经期，不能吃辛辣、寒凉食物，保证子宫、卵巢的气血通畅。对于一些发物，如羊肉、生姜、花椒等均应避免食用。其次要避免偏食。要多吃水果、蔬菜、富含大豆纤维的豆类食物；多吃滋阴补肾的食物。平时注意规律生活，适量锻炼，提高身体素质。

蛋黄大米山药粥

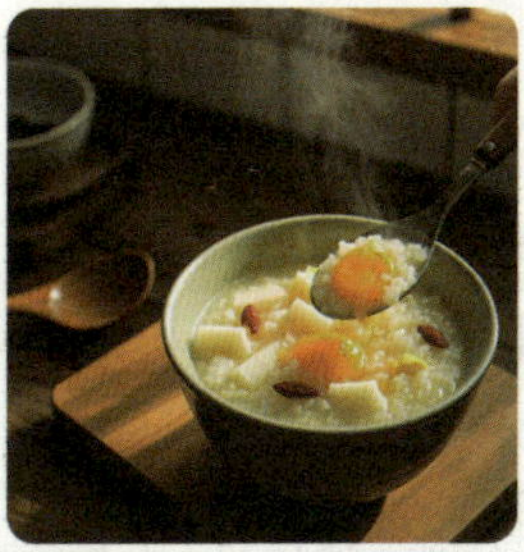

中医认为肾主生殖，女子以血为本，不孕症的产生，主要是脏腑功能失常，气血不调，影响冲任、子宫的摄精成孕及育胎的功能。临床较常见的有肾虚型、肝郁型、痰湿型和血瘀型等几种类型。

材料 大米 100 克，山药 20 克，熟鸡蛋黄 2 个，盐、香油、枸杞适量。

做法 ①大米洗净；山药洗净，碾碎。

②大米放入锅中，加入适量清水煮至八成熟。

③放入山药和枸杞，煮至米粒开花，再放入研碎的鸡蛋黄，加盐、香油调匀即可。

功效 此粥可适用于肾气不足、不孕等症。

★ 中药小拓展

山药别名山芋、山薯。《本草纲目》中记载：山药性平，味甘，归肺、脾、肾经。山药具有补脾养胃、生津益肺、补肾养精等功效，可用于脾虚食少、久泻不止、肺虚喘咳、肾虚遗精、带下、尿频等常见病症的治疗。

15. 习惯性流产

阿胶牛肉汤

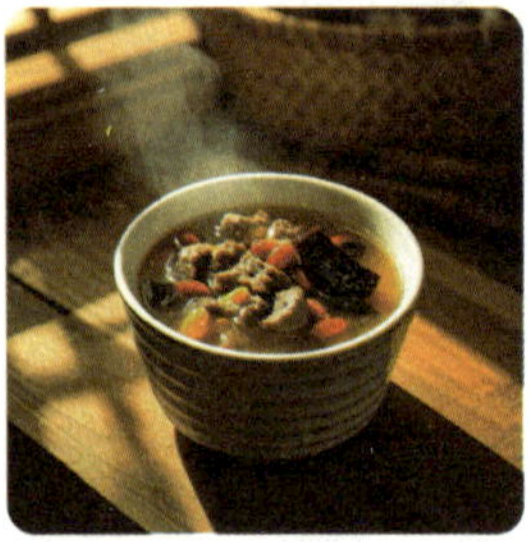

习惯性流产指的是自然流产连续 3 次及 3 次以上，近年来常用复发性流产取代习惯性流产，并改为 2 次及 2 次以上的自然流产，每次流产往往发生在同一妊娠月份，中医称之为“滑胎”。

材料 阿胶粉 15 克，牛肉 200 克，生姜 10 克，红糖适量。

做法 ①将牛肉洗净，去筋切块。

②将牛肉块与生姜一起放入砂锅，加适量清水，用文火煮 30 分钟。再加入阿胶粉并不停地搅拌，至阿胶溶化后加入红糖，搅拌均匀即可。

功效 阿胶甘平，能补血止血、调经安胎；牛肉可补脾生血。

★ 民间小偏方

粳米 100 克，菟丝子 60 克，白糖适量。菟丝子捣碎，水煎，去渣留汁，放入粳米煮粥，粥熟加白糖。此方益脾滋肾，固气养血，可补虚安胎。

樱桃豌豆粥

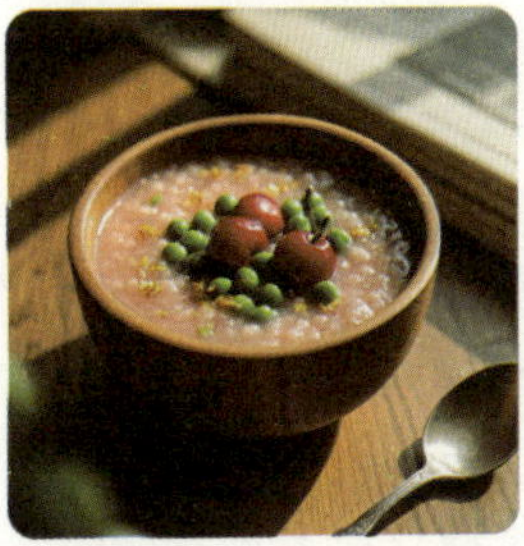

习惯性流产的原因多为孕妇黄体功能不全、甲状腺功能减退、子宫发育异常、先天性子宫畸形、子宫肌瘤、宫腔粘连、染色体异常、自身免疫等。

材料　豌豆30克，樱桃、山药各20克，小米70克，白糖、蜂蜜各适量。

做法　①豌豆泡发1小时后捞起沥干；樱桃和山药切丁。
②锅中倒入适量清水，放入小米、豌豆、山药煮至米粒开花。
③锅中加入樱桃一起煮至浓稠状，加入白糖、蜂蜜搅拌均匀即可。

功效　此粥能增强免疫力，呃逆呕吐。对习惯性流产有食疗效果。

★ 饮食小提示

习惯性流产患者身体多比较虚弱，饮食上要以补虚、增强体质为主，可以多吃含有丰富蛋白质和维生素的食物，如鱼类、肉类、蛋类、奶类、坚果等。多食富含膳食纤维的食物，以加强肠胃蠕动功能，避免腹胀及便秘。便秘的孕妇禁止用泻药通便，如大黄、番泻叶等。

16. 女性更年期综合征

海藻枸杞小米粥

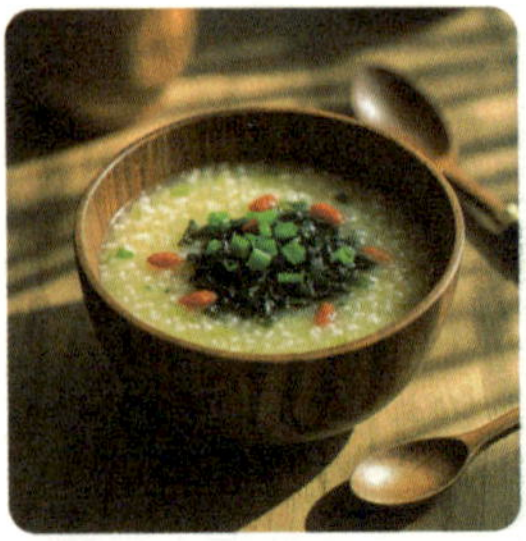

女性更年期综合征也叫"绝经期综合征",是由于雌激素水平下降而引起的一系列症状。更年期妇女,主要由于卵巢功能减退,垂体功能亢进,分泌过多的促性腺激素,使自主神经紊乱而出现一系列症状。

材料 干海藻10克,小米100克,枸杞、葱花各适量。

做法 ①将干海藻去杂洗净,浸泡于温水中。

②小米洗净,浸泡30分钟;枸杞子洗净。

③将小米放入砂锅中,加适量清水,大火烧开后,改用小火煮30分钟;锅中放入枸杞、海藻,继续煮至粥熟,撒上葱花即可。

功效 海藻是凉性食材,有助于阴虚患者散热,搭配小米煮粥,又不致过于寒凉伤体。此粥还有助于缓解女性更年期综合征。

★ 饮食小提示

更年期综合征患者要合理饮食,多食富含膳食纤维的谷物、蔬菜和水果,足量饮水,每周吃2次鱼类。坚持少油、少糖、少盐的饮食原则。

甘麦红枣汤

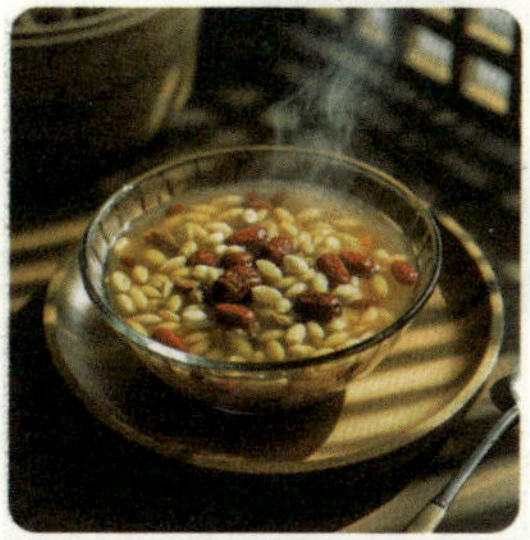

更年期综合征本是女性正常的生理变化，但有些女性由于身体差异及生活环境的影响，不能适应这个阶段的生理过渡，使阴阳二气不平衡，脏腑气血不相协调，从而出现一系列的症候。

材料 甘草 10 克，小麦 30 克，红枣 50 克。

做法 ①将甘草和小麦清洗干净，红枣洗净后去核切片备用。

②锅中倒入适量的清水，放入小麦，然后大火烧开。水开后，倒入甘草、红枣，然后盖上盖子，转小火炖煮 25 分钟即可。

功效 此汤对更年期女性心烦、躁动、失眠的患者有很好的作用。

★ 饮食小提示

随着年龄的增长、内分泌的变化，女性很容易出现气血运行不畅等情况，进而出现阴虚的症状，此时应以滋阴降火为调理原则，可选择鸭肉、百合、小米等滋阴的食物进行调理。

山药南瓜小米糊

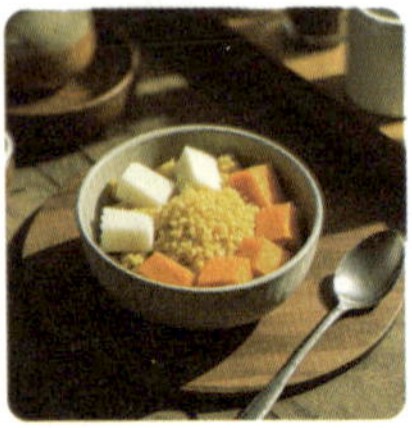

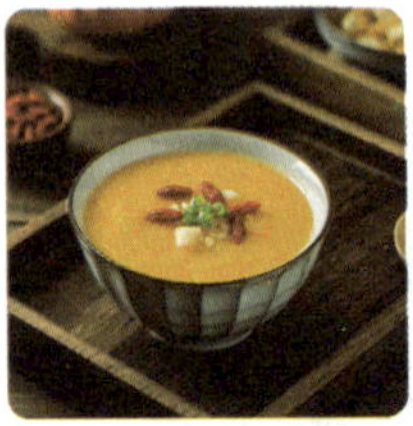

材料 南瓜 80 克，山药 30 克，小米 50 克。

做法 ①首先将南瓜和山药去皮后切成小块备用。

②将处理好的南瓜块、山药块放入豆浆机或破壁机的研磨腔内。

③往水箱中倒入适量的纯净水，然后启动豆浆机的“米糊”程序或破壁机的“滋补糊”程序。

④根据设备的不同，通常需要等待 13～20 分钟不等，直到米糊制作完成。

功效 小米有助于平稳更年期情绪，改善睡眠；山药和南瓜是滋阴佳品，故此食疗可以缓解更年期失眠、烦躁等不适。

温馨小提示

在制作南瓜山药小米糊时，需要注意一些食物相克的问题。例如，南瓜与某些食物，如鲤鱼、虾等同食可能会引起不良反应。因此，在食用前最好查阅相关资料，确保食材搭配合理。

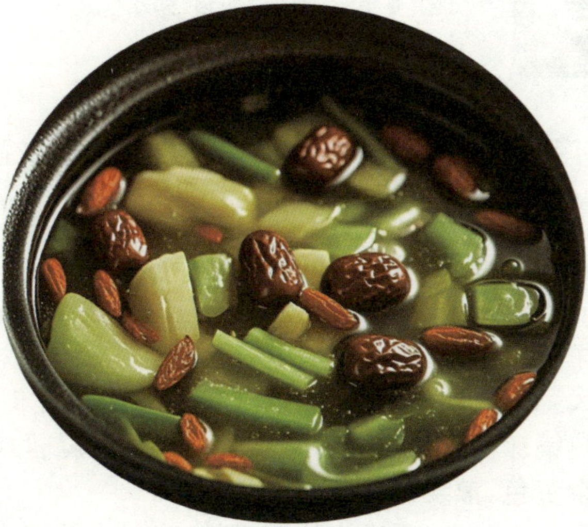

第四章 对症养生食疗

第一节 五 官

1. 过敏性鼻炎

蒜蓉木耳菜

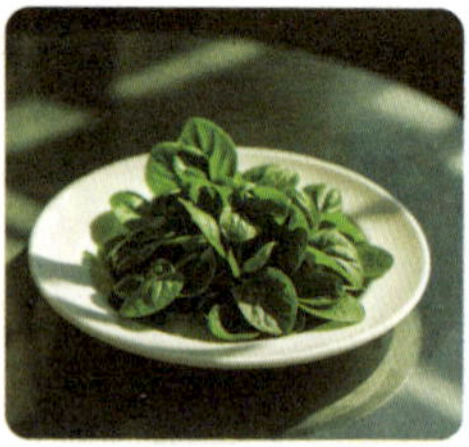

中医认为过敏性鼻炎的发生，内因多为脏腑功能失调，以肺、脾、肾之虚损为主，其病主要在肺，但与脾、肾关系密切；外因多为受风寒，异气之邪侵袭鼻窍。

材料 木耳菜 250 克，大蒜 3 瓣，红椒 1 个，食用油 2 汤匙，盐、鸡精各适量。

做法 ①木耳菜去除老根、黄叶，保留鲜嫩的叶子和茎，放入清水中，加入少许盐，浸泡几分钟，然后洗净沥干水分。

②大蒜去皮切成蒜蓉，红椒洗净去籽切成细末。

③热锅凉油，待油热至微微冒烟时，放入蒜蓉炒至金黄色，散发出浓郁香味。

④倒入木耳菜，用中火快速翻炒，确保木耳菜均匀受热，逐渐变软、颜色变深。

⑤木耳菜炒至断生时，加入适量盐和鸡精调味，继续翻炒使调味料均匀融入。

⑥最后加入红椒末，再翻炒几下即可关火，盛出装盘。

功效 木耳菜有清热解毒、滑肠凉血的功效，可用于调理过敏性症状。

红枣白果汤

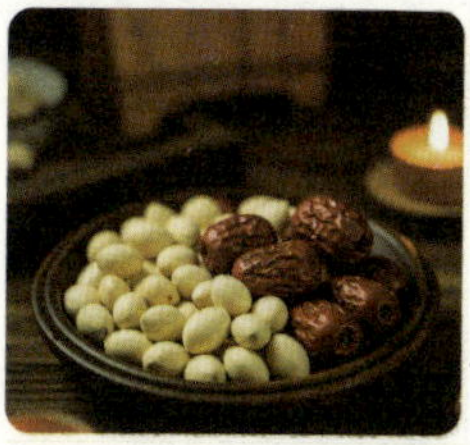

对于过敏性鼻炎患者，首先要排除过敏原，可以尝试吃一些有预防或抑制过敏症状的食物，如胡萝卜、金针菇等。

材料 红枣 3 颗，白果 3 颗，冰糖或蜂蜜适量。

做法 ①先将白果去壳，然后放入温水中浸泡 5 分钟左右，剥去胚皮和果芯，减少白果的苦味。

②把红枣洗净，再用水泡发半小时左右。

③锅内加入适量清水，将泡发好的红枣倒入锅中，中火煮 15 分钟左右，直至红枣表皮微微开裂，有白色果蜡冒出。

④将处理好的白果放入锅中，与红枣一起继续煮 15～20 分钟，至白果熟透。

⑤根据个人口味加入适量的冰糖或蜂蜜，搅拌均匀，让其完全溶解即可。

功效 白果能敛肺气、定咳喘，并有固肾的作用；大枣能补中益气、健脾和胃、补血。大枣搭配白果可敛肺涩肠、补益气血，适合患过敏性鼻炎的患者食用。

温馨小提示

在过敏期间，应避免食用鱼、虾、蛋类等容易导致过敏反应的食物，少吃水分较大的水果避免果汁浸渍皮肤，如芒果、梨、桃、橘子等。此外，还要忌食寒凉生冷、刺激性食物。

2. 夜 盲 症

南瓜黑豆浆

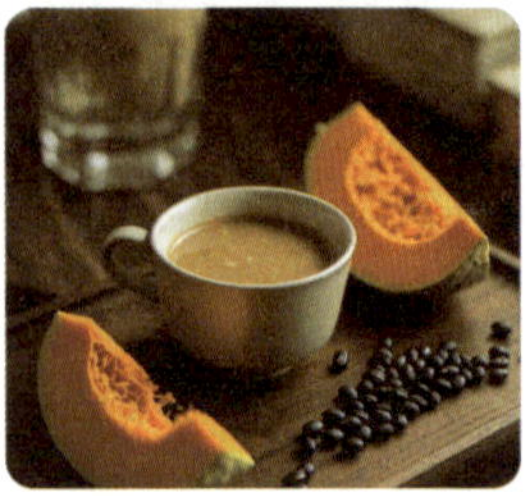

夜盲症俗称"雀蒙眼",是指在光线昏暗环境下或夜晚视物不清或完全看不见东西、行动困难的一种视觉障碍性病变。

材料 黑豆 60 克,南瓜 30 克。

做法 ①黑豆浸泡 10～12 小时;南瓜去皮、瓤、籽,洗净,切小块。

②将上述食材放入豆浆机中,加适量清水,启动豆浆机,待豆浆制作完成,过滤即可。

功效 南瓜富含维生素 C 和胡萝卜素,可以护肝脾,预防夜盲症;黑豆营养丰富,富含多种维生素和锌,可以保护眼睛,

健康小提醒

长期摄入不足或吸收障碍会导致视紫红质合成减少,进而影响夜间视力。

菊花决明饮

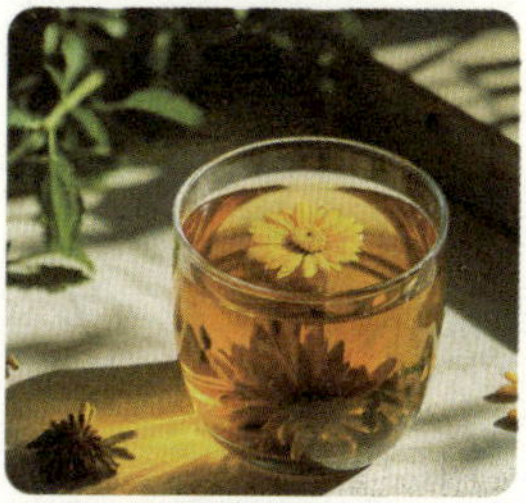

均衡饮食，确保摄入足够的维生素A和锌元素；定期进行眼部检查，以便及早发现和处理潜在的眼部问题；合理用药，避免长期或过量使用可能影响视力的药物。

材料 菊花10克，决明子15克。

做法 ①将决明子洗净打碎；菊花洗净。
②将菊花和决明子一同放入锅中，煎水。
③过滤，取汁即可。

功效 清热解毒、清肝明目、利尿通便。可辅助治疗夜盲症、青光眼、白内障、便秘等症。

★ 温馨小提示

夜盲症患者应尽量避免夜间开车，天气状况不好的白天也应尽量避免。如要开车，要保持前灯的干净，以增加患者在夜间的可见度；在光线不足的白天，应避免佩戴太阳眼镜。服用大量的维生素A，虽然可在数小时内使状况有所改善，但须在临床医生的指导下使用。

3. 口腔溃疡

麦冬竹叶茶

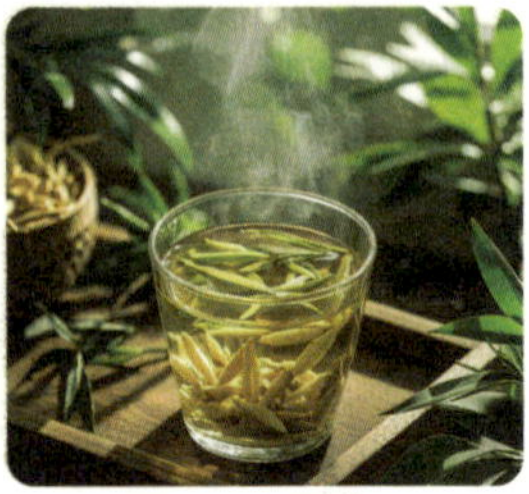

口腔溃疡是指出现在口腔内唇、上颚，以及舌颊等部位黏膜上，呈圆形或椭圆形的疼痛溃疡点。

材料 麦冬 15 克，淡竹叶 10 克，绿茶 3 克，沸水适量。

做法 ①将麦冬、淡竹叶洗净，和绿茶三者混合放进杯内。
②往杯内加入适量的沸水。
③然后盖上杯盖焖 20 分钟，滤去渣后即可饮用。

功效 可滋阴润肺、生津止渴，用于口腔溃疡伴口干咽燥、尿黄便秘等症者。

★ 温馨小提示

溃疡表面通常覆盖有淡黄色假膜，周围黏膜红肿，有明显疼痛感，尤其在进食辛辣、刺激性食物时疼痛加剧，严重时会影响说话、进食和吞咽。

生地青梅饮

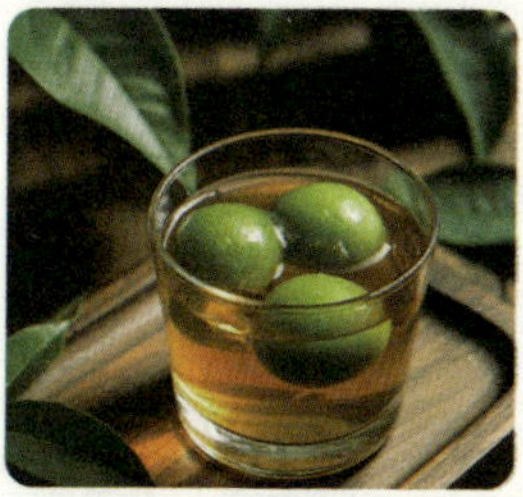

口腔溃疡成周期性反复发生，医学上称“复发性口腔溃疡”。可一年发病数次，也可以一个月发病几次，甚至新旧病变交替出现。

材料 生地15克，石斛10克，甘草2克，青梅30克。

做法 将生地、石斛、甘草、青梅放入锅中，加水适量，同煮20分钟，去渣取汁。

功效 具有养阴清热，降火敛疮的作用。适用于口腔溃疡反复发作，伴有口燥咽干、舌红少苔等阴虚火旺症状者。

★ 饮食小提示

口腔溃疡患者宜吃富含维生素的果蔬，如橙子、柚子、猕猴桃、草莓、菠菜、西兰花等，能补充维生素C、B族等，促进口腔黏膜修复，增强免疫力。

第二节 心脑血管

1. 贫　血

鲫鱼藕粉粥

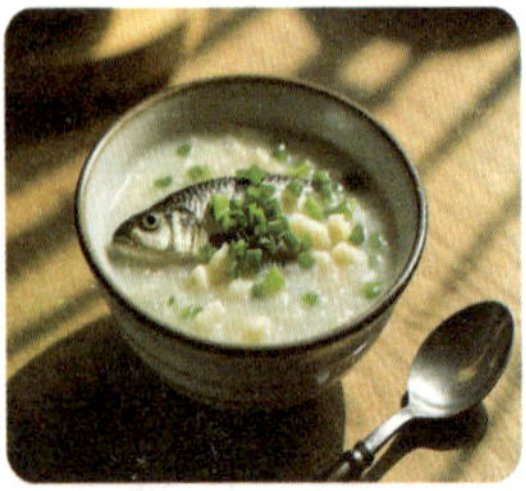

贫血是指在一定容积的循环血液内红细胞计数、血红蛋白量，以及血细胞比容均低于正常标准的一种常见的临床症状，女性及儿童是患病的高发人群。

材料 鲫鱼 1 条，藕粉 80 克，粳米 100 克，葱、姜、精盐、绍酒、香油各适量。

做法 ①粳米洗净，浸泡半小时；藕粉用温水泡开；鲫鱼洗净切小块；葱切段；姜切末。

②将鲫鱼加葱段、生姜、绍酒、精盐用大火煮沸后转小火；待鱼肉变熟，汤中加粳米和水熬粥，再加藕粉、香油即可。

功效 鲫鱼富含蛋白质、维生素和矿物质等营养成分，有补益气血的功效，藕粉则有一定的排毒作用。因此，此粥可以养血排毒。

饮食小提示

贫血患者宜经常食用猪肝、菠菜、藕粉、墨鱼、陈皮等具有养血功能的食物，能起到增强机体造血功能，补充机体所缺养分的作用，进而有效治疗贫血。

八宝饭

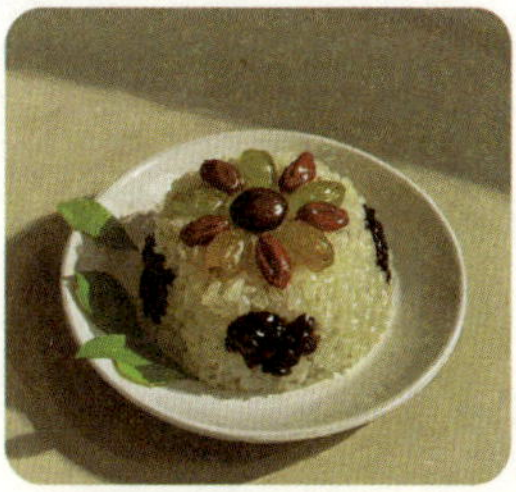

贫血除了有头晕眼花、疲乏耳鸣、心悸气短等症状，还伴有营养障碍，如皮肤干燥、毛发干燥等。

材料 糯米、豆沙各500克，红枣、蜜枣、瓜仁、枸杞、葡萄干、油各50克，白糖100克。

做法 ①将糯米洗净，用清水浸泡12小时，捞出入锅蒸熟。

②取一个圆碗涮上油，在碗底放上红枣、蜜枣、瓜仁、枸杞和葡萄干，铺上一层糯米饭。

③再放入加了白糖的豆沙，盖上一层糯米饭，上笼蒸30分钟，拿出，翻转碗倒上碟即可。

功效 营养丰富，有助于补血活血、滋养身心。

★ 温馨小提示

造成贫血的原因包括：①造血的原料不足。②血红蛋白合成障碍，如叶酸、维生素B12缺乏导致的巨幼红细胞性贫血。③血细胞形态改变。④各种原因导致的造血干细胞损伤。⑤频繁或者过量出血、失血而导致的贫血。⑥其他原因。

2. 高　血　压

鳕鱼蘑菇粥

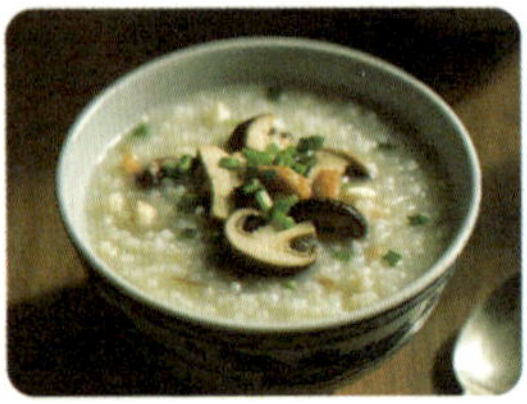

高血压是指在静息状态下动脉收缩压和舒张压的增高，常伴有心、脑、肾、视网膜等器官功能性或器质性改变，以及脂肪和糖代谢紊乱等现象。

材料 大米80克，鳕鱼50克，香菇、豌豆粒各20克，枸杞子、盐、姜丝、葱花、香油各适量。

做法 ①大米洗净备用。

②鳕鱼用盐腌制后与大米一同煮粥。

③粥将熟时加入洗好的香菇、豌豆粒、枸杞子、盐、姜丝、香油，煮沸后撒上葱花即可。

功效 鳕鱼具有高营养、降血压、降胆固醇、易于被人体吸收等优点，鳕鱼、香菇、豌豆、枸杞子、大米合熬为粥，可用于降血压。

★ 温馨小提示

高血压是最常见的心脑血管疾病，也是心脑血管疾病中最主要的危险因素，脑卒中、心肌梗死、心力衰竭及慢性肾脏病是其主要并发症。

苹果柠檬芹菜汁

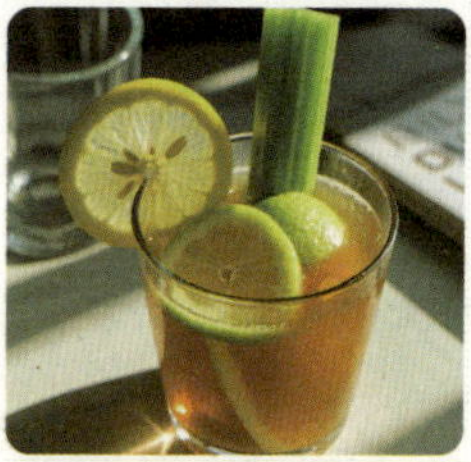

苹果有助于降低胆固醇，保持血糖的稳定。

材料 苹果、柠檬各半个，芹菜1根。

做法 ①将3种材料洗净，苹果去皮，去核，切小块；柠檬切小块；芹菜切段。

②所有材料一起放入榨汁机中，加适量纯净水打成汁即可饮用。

功效 降低血压。

★ 饮食小提示

高血压患者应保持多粗粮、少肉类、少食多餐的饮食原则。多吃一些蔬菜、水果，尤其是深色蔬菜，适当增加海产品摄入，如海带、紫菜、海鱼等。尽量少吃或不吃糖果点心、油炸食品等高热量食品；少吃酱菜等腌制食物、肥肉及各种动物性油脂；控制动物脑、鱼子等高胆固醇食物的摄入量；忌饮酒过量。

清蒸带鱼

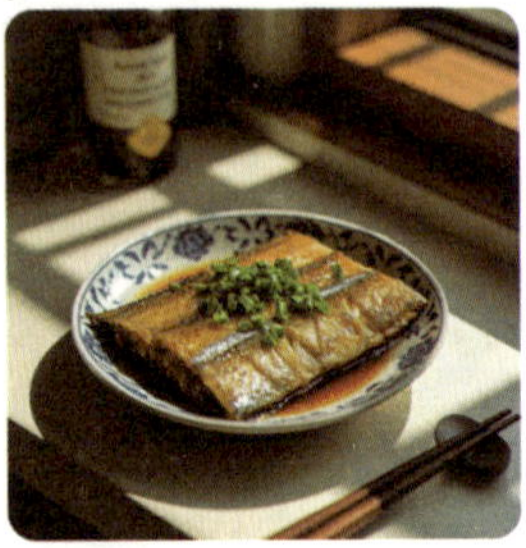

中医认为高血压是情志不遂、心情失畅、忧思劳倦伤脾或劳心过度等因素导致阴阳失衡，脏腑气血失调，清窍失其濡养所致。

材料 带鱼130克，生抽、料酒、葱、姜、油、盐各适量。

做法 ①带鱼处理干净，切段；姜切丝；葱切段。

②带鱼加盐、料酒、姜丝、葱段抓匀腌制10分钟后淋上油，上锅隔水蒸15分钟，最后淋上生抽即可。

功效 带鱼含有丰富的镁，对心血管系统有很好的保护作用，有助于预防高血压等心血管疾病。

★ 健康小提醒

每天散步30～60分钟，速度可根据自身情况调整，能增强心肺功能，促进血液循环，帮助稳定血压。

3. 低　血　压

桂圆黑枣汤

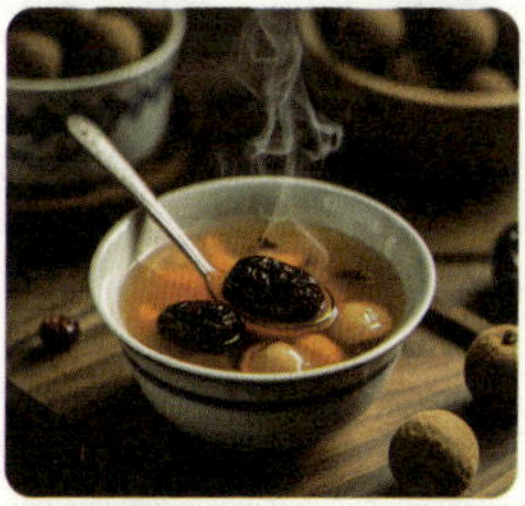

低血压指体循环动脉压力低于正常的状态，症状有头晕和晕厥等。由于生理或病理原因造成血压收缩压低于100毫米汞柱，即形成低血压。

材料 桂圆50克，黑枣30克，冰糖适量，熟鸭蛋6个。

做法 ①桂圆去壳、去核，洗净备用；黑枣洗净备用。
②锅中加水烧开，下入黑枣煮5分钟后，加入桂圆。
③一起煮25分钟，再下冰糖、熟鸭蛋，煮至冰糖融化即可。

功效 益脾胃、补气血。可辅助治疗虚劳瘦弱、低血压、贫血、失眠等症。

温馨小提示

低血压可以分为急性低血压和慢性低血压，平时我们讨论的低血压大多为慢性低血压。慢性低血压是指血压持续低于正常范围的状态，其中多数与患者体质、年龄或遗传等因素有关，临床称之为体质性低血压；部分患者的低血压发生与体位变化（尤其是直立位）有关，称为体位性低血压。

当归龙眼猪腰汤

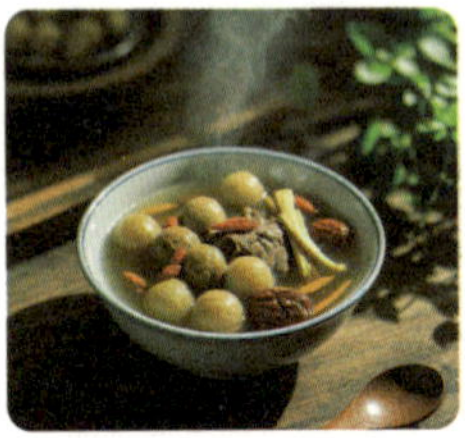
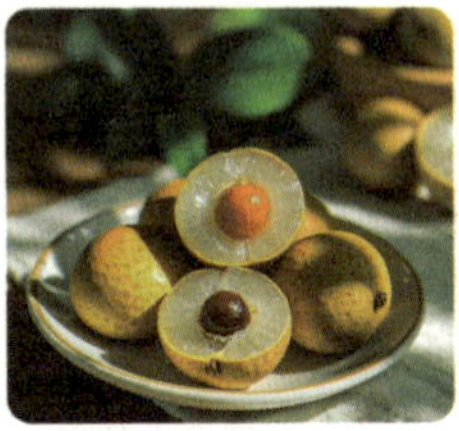
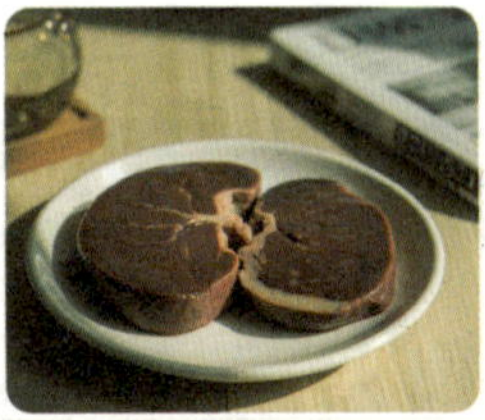

材料 猪腰150克，龙眼肉30克，当归10克，姜片适量，盐1克，红枣4颗。

做法 ①猪腰洗净，除去筋膜；当归、龙眼肉、红枣洗净。
②锅中加水烧沸，放入猪腰沸水去除血沫，捞出切块。
③砂锅中加水，大火煲滚后加入所有食材，用小火煲2小时，加盐调味即可。

功效 此汤可养血安神、补血益气。对失眠心悸、月经不调、肾阴虚、血压低、盗汗等有食疗作用。

★ 饮食小提示

低血压患者应摄入足够的蛋白质，如瘦肉、鱼类、蛋类、豆类等，有助于增强体质，提高血压。多吃富含维生素和矿物质的新鲜水果和蔬菜，如橙子、香蕉、菠菜等，可保证身体正常代谢，对提升血压有一定的帮助。

4. 心律失常

豆角麦仁粥

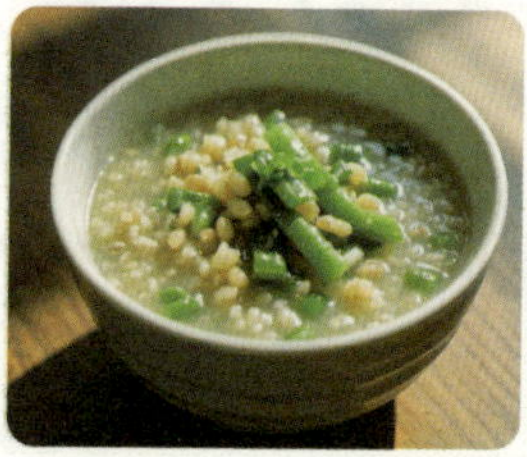

心律失常是指心脏电传导系统异常所引起的各种征候，其成因较为复杂。

材料 大麦仁 250 克，豆角 100 克，白糖适量。

做法 ①大麦仁淘洗干净；豆角洗净摘掉老筋，切小段。

②锅中加水，下入大麦仁、豆角段，大火烧开后转小火熬煮约 1 小时，待大麦仁开花、豆角熟烂，粥黏糊时，调入白糖。

功效 安中和胃，镇静安神。

★ 温馨小提示

豆角中含有溶血素和毒蛋白，必须煮熟煮透，否则容易引起中毒，出现呕吐、腹泻等症状。消化不良或有胃肠道疾病的人群，应适量食用，以免加重肠胃负担。

红凤菜素面线

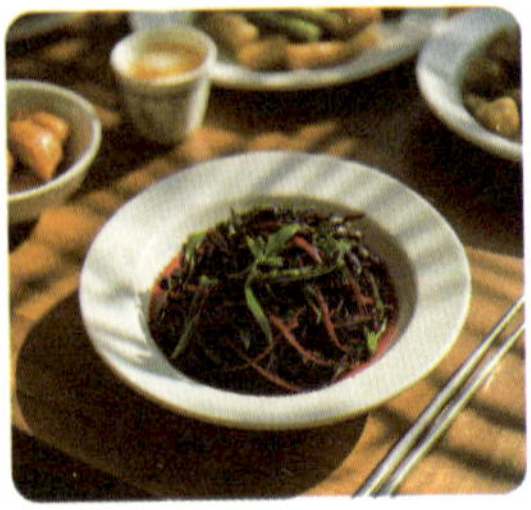

红凤菜富含维生素 C、维生素 K、矿物质等，面线能提供碳水化合物，为人体供能。

材料 面线 70 克，红凤菜 120 克，素面肠 35 克，当归 8 克，龙胆草 8 克，甘草 5 克，嫩姜丝 10 克，米酒 8 毫升，盐 3 克。

做法 ①素面肠泡软，取出挤干水分，切小块；红凤菜洗净，撕成小段。

②药材放入棉布袋与清水置入锅中，小火煮沸，约 5 分钟后关火，滤取药汁备用。

③药汁入锅加热，放入面线煮沸，加入红凤菜和素面肠再次煮沸，放入米酒、嫩姜丝和盐拌匀即可。

功效 对心律失常引起的眩晕、心悸等有一定的缓解作用。

温馨小提示

保证每天 7～8 小时的高质量睡眠，避免熬夜和过度劳累，让心脏能得到充分的休息，维持正常的节律。

第三节 呼 吸

1. 感 冒

石膏退热粥

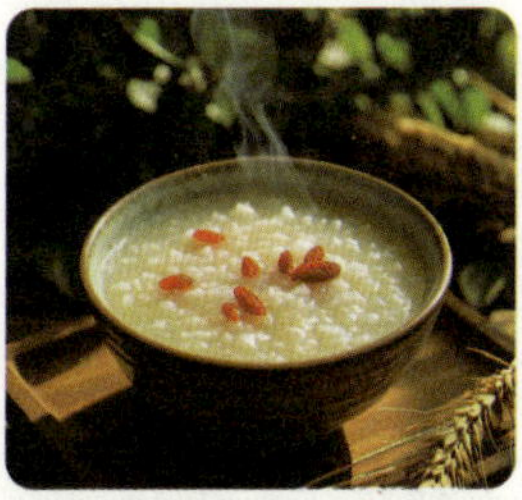

感冒，俗称“伤风”，是由多种病毒引起的呼吸道常见病。感冒虽多发于初冬，但春季、夏季也可能发生，不同季节的感冒的致病病毒并非完全一样。

材料 生石膏(需到药店购买专门的药用生石膏，成人一次用量一般为 20～30 克，孩子用量可减半)，粳米(一般选用普通大米即可，成人一次用量约为 50 克，可根据石膏用量按比例调整)，枸杞适量。

做法 ①将生石膏装入煲煮袋，先用水煮生石膏，约煮 15 分钟，捞出煲煮袋。

②加入粳米熬粥，煮至粳米烂熟，放入枸杞，搅拌均匀，粥成放温食用。

功效 可用于缓解外感寒邪入里化热，或温热病邪在气分所致的壮热、头痛、面赤心烦、汗出口渴等症状。

★ 健康小指南

勤洗手，避免用手触摸眼睛、口鼻，防止病毒传播。咳嗽、打喷嚏时用纸巾或肘部遮挡，防止飞沫传播。

萝卜生姜饮

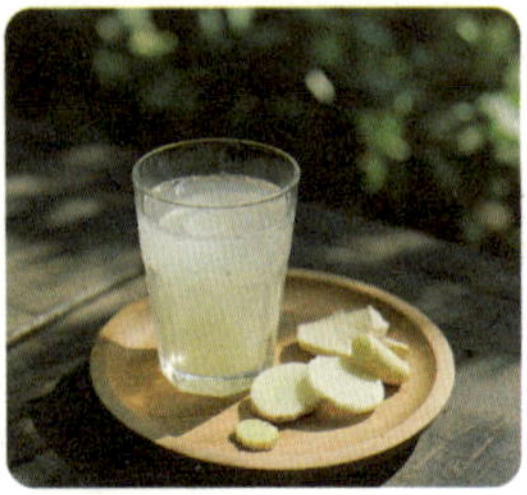

中医将感冒分为体虚感冒、风寒感冒、风热感冒、暑湿感冒和时行感冒五种类型，感冒常伴有鼻塞流涕、咳嗽、头痛、畏寒等症状。

材料 白萝卜1根，生姜1块，适量的蜂蜜或冰糖。

做法 ①将白萝卜洗净，去皮后切成小块；生姜洗净，去皮切成薄片。

②把切好的白萝卜块和生姜片放入锅中，加入适量的清水，大火煮开后转小火煮15～20分钟。

③待煮好的萝卜生姜水稍微冷却后，根据个人口味加入适量的蜂蜜或冰糖搅拌均匀。

④用滤网将煮好的汤汁过滤到碗中，去除萝卜和生姜残渣，萝卜生姜饮就制作完成了。

功效 解表散寒，止咳化痰，开胃消食，增强免疫力。

★ 健康小提醒

感冒时多喝温开水、淡盐水或鲜榨果汁，每天至少1500毫升，以防脱水，还能促进新陈代谢，帮助排出毒素。

2. 肺　　炎

贝母炖梨

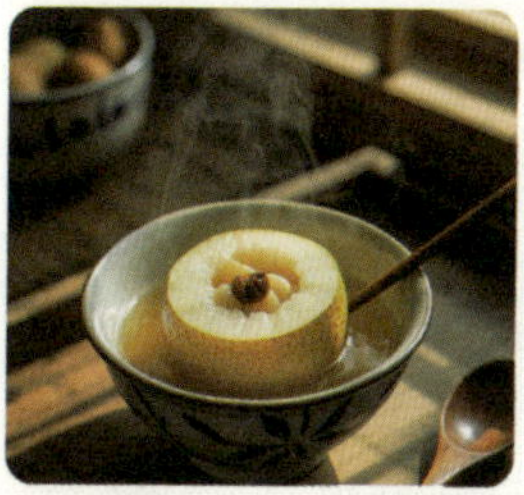

肺炎是指肺部出现炎症，为呼吸系统的常见病。中医认为本病与风毒病邪和正气虚弱有关，属于“风温”范畴。

材料 梨 1 个，川贝母粉 3 克，冰糖适量。

做法 梨洗净，横断切成两截，去核，内装川贝母粉，放入大碗中，加入冰糖和适量水，在蒸锅中炖 30 分钟即可食用。

功效 润肺止咳，清热降火，滋阴润燥，养护肺部。

★ 知识小拓展

贝母性寒，归肺经，有清热化痰、润肺止咳的功效，梨也有润肺生津、止咳化痰的作用，二者搭配，对肺燥咳嗽、干咳无痰、咳痰带血等症状有很好的缓解效果。

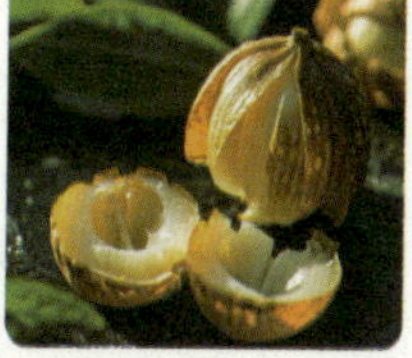

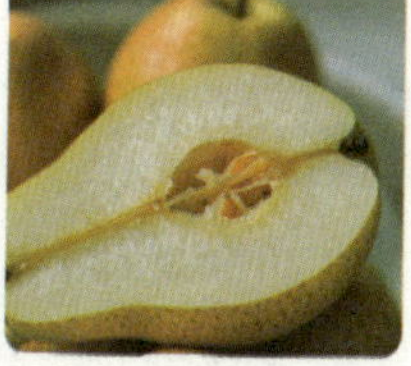

枇杷银耳汤

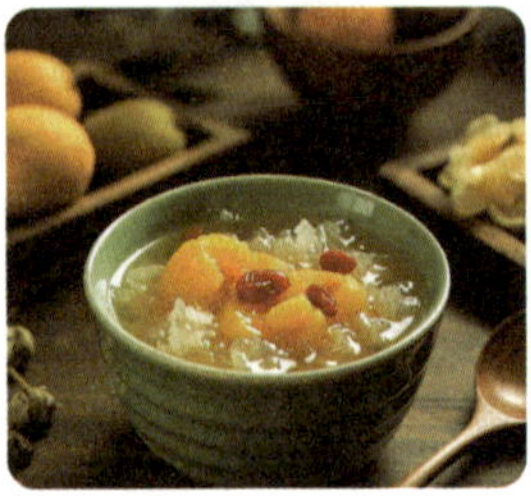

小孩、老人及免疫系统比较差的人容易得肺炎。临床上有咳嗽、寒战、高热，痰呈黄绿色，胸痛且在深呼吸或咳嗽时加重等症状。

材料 枇杷2～3个，银耳1朵，冰糖适量，红枣3～5颗，枸杞适量。

做法 ①银耳用温水泡发，泡发后去除根部，撕成小朵。枇杷洗净，去皮去核，切成小块。红枣去核，枸杞洗净备用。

②将银耳放入炖锅中，加入适量清水，大火煮开后转小火炖煮30～40分钟，至银耳出胶。

③放入枇杷块、红枣，继续炖煮15～20分钟。

④加入枸杞和适量冰糖，再煮5～10分钟，至冰糖融化即可。

功效 润肺止咳，美容养颜，滋阴润燥，增强免疫力。

★知识小拓展

枇杷有润肺下气、止咳化痰的作用，银耳能滋阴润肺，二者搭配对肺燥咳嗽、干咳少痰等症状有缓解效果。

3. 慢性支气管炎

杏仁菜胆猪肺汤

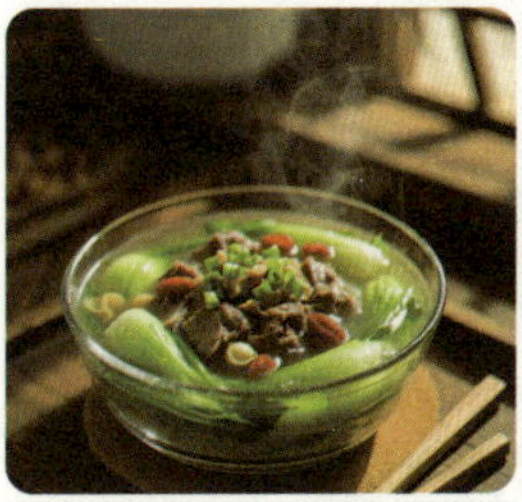

慢性支气管炎是指气管、支气管黏膜及其周围组织的慢性非特异性炎症。临床上以咳嗽、咳痰或伴有气喘等反复发作为主要症状，每年大概持续 3 个月，连续 2 年以上。

材料 菜胆 50 克，杏仁 20 克，猪肺 750 克，枸杞、盐适量。

做法 ①材料全部洗净。猪肺注水、挤压多次，直至变白，切块，汆烫。

②起油锅，将猪肺爆炒 5 分钟左右。

③将 2000 毫升水煮沸后加入所有材料，大火煲开后，改小火煲 3 小时，加盐调味即可。

功效 此汤具有益气补肺、止咳化痰的功效。

温馨小提示

慢性支气管炎早期症状轻微，多于冬季发作，春、夏季有所缓解。晚期因炎症加重，症状常年存在。病理学特点为支气管腺体增生和黏膜分泌增多。病情呈缓慢进行性进展，常并发阻塞性肺气肿，严重者常发生肺动脉高压，甚至肺源性心脏病。

椰子牛肉黄豆汤

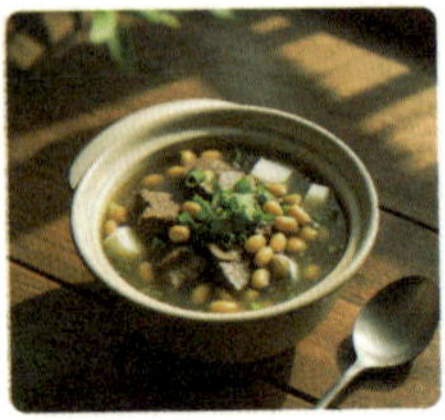

当机体抵抗力减弱时，气道在不同程度敏感性（易感性）的基础上，有一种或多种外因存在，长期反复性作用，可发展成为慢性支气管炎。

材料 椰子 1 个，黄豆 150 克，牛腱子肉 225 克，红枣 4 颗，姜 2 片，盐适量。

做法 ①将椰子肉切块；黄豆洗干净；红枣去核，洗净；把牛腱子肉洗净，汆烫后再冲洗干净。

②煲滚适量水，放入椰子肉、黄豆、牛腱子肉、红枣和姜片，水滚后改文火煲约 2 小时，下盐调味即成。

功效 益气止渴，强筋壮骨，滋养脾胃，提高免疫力。

★ 温馨小提示

因为黄豆易导致腹胀，所以消化功能不良、胃脘胀痛、腹胀等有慢性消化系统疾病的人应尽量少食。

第四节 神 经

1. 头 痛

地三鲜

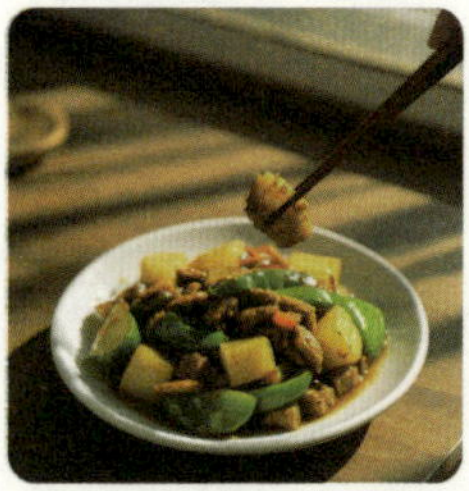

头痛是发生于头颅上半部，包括眉弓、耳轮上缘和枕外隆凸连线以上部位的疼痛。病因复杂，中医认为，本病也称“头风”，多因外邪侵袭，或内伤诸疾，导致气血逆乱、瘀阻脑络所致。

材料 茄子、青椒、土豆各适量，盐、蒜头、葱、姜、水淀粉各适量。

做法 ①土豆洗净，去皮切块；茄子洗净切块；青椒洗净切片；蒜头洗净切末；葱洗净切段；姜洗净切丝。

②油锅烧热，将土豆炸熟捞出，茄子入油锅煸软捞出。

③油烧热，下姜、葱、蒜，下青椒、土豆、茄子，加盐炒匀，然后淋入水淀粉出锅。

功效 改善血管性头痛等症状。

★ 知识小拓展

中老年人属于头痛易发人群，近年有年轻化的趋势，会严重影响患者脑部神经、睡眠等，造成头痛、耳鸣、失眠、恶心呕吐等情况，严重者甚至会导致脑萎缩、脑出血、脑卒风。不及时治疗的话，发展为慢性头痛症，易复发，病症重，难治愈。

天麻焖鸡块

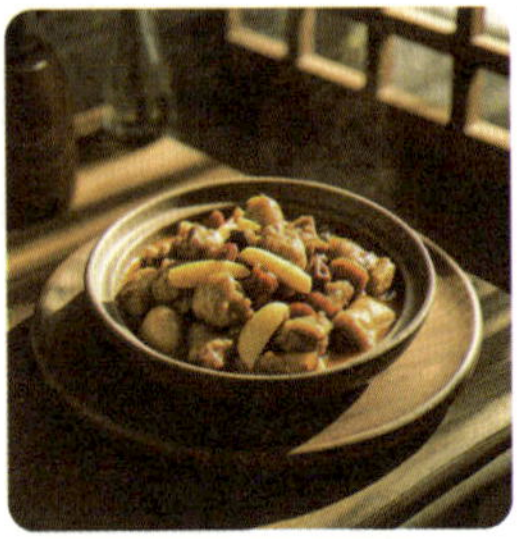

偏头痛患者的饮食宜清淡，平时要尽量选用瘦肉、谷类、豆类、蔬菜等食物，以保护心脑血管、疏解压力、缓和情绪。

材料 鸡肉500克，天麻10克，葱、姜、油、料酒、盐、白糖各适量。

做法 ①天麻洗净，切薄片，放小碗内上屉蒸10分钟备用；鸡洗净，去骨切块。

②热锅烧油，放入葱、姜煸出香味，加入鸡块、料酒、盐、白糖，翻炒均匀，加入清水、天麻片，用小火焖40分钟左右即可。

功效 养血补虚，通络止痛。

★温馨小提示

奶酪、巧克力，以及腌渍沙丁鱼、鸡肝、番茄、乳酸饮料等食物中具有造成血管痉挛的物质，易导致头痛发作，这类食物偏头痛患者要少食。

2. 失眠多梦

桑葚汁

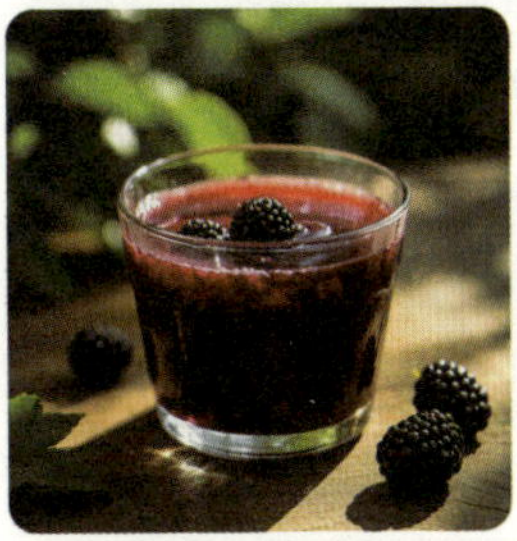

失眠多梦是指睡眠质量差，从睡眠中醒来后自觉乱梦纷纭，并常伴有头昏神疲的一种症状。

材料 桑葚 60 克，蜂蜜、盐各适量。

做法 ①先用清水冲洗桑葚，然后用淡盐水浸泡 10 分钟左右。

②将洗净的桑葚放入榨汁机中，加适量凉开水榨汁，倒入杯中，加蜂蜜调味即可。

功效 此汁对阴血不足而致的头晕目眩、耳鸣、心悸、烦躁失眠有很好的食疗效果。

★ 知识小拓展

中医认为，失眠多梦的发生与饮食失节、情志失调、劳逸失度、久病体虚等相关。长期失眠多梦会引起免疫力下降，导致肥胖症、神经衰弱、抑郁症，甚至会出现精神分裂。

糯米卷

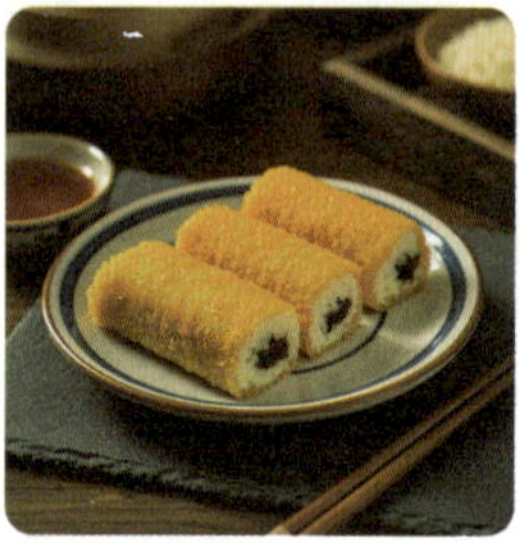

糯米是一种温和的滋补品，有补虚、补血、健脾暖胃、止汗等作用。现代科学研究表明，糯米含有蛋白质、脂肪、糖类、钙、磷、铁、维生素B及淀粉等，为温补强壮品。

材料 糯米100克，香芋半个，花生碎50克，盐3克，味精3克，糖6克，生抽少许。

做法 ①将糯米洗净，入锅中蒸熟。

②将蒸熟的糯米盛入碗中，加入花生碎，再加入盐、味精、糖、生抽拌匀。

③然后捏成方块形状；将香芋洗净，切成片状。

④用香芋片将方形糯米块包住，将糯米卷上蒸笼蒸熟即可。

功效 对心悸失眠、衰弱体虚均有一定功效。

温馨小提示

失眠多梦患者，首先应改善心态，保持良好的心情；其次要作息规律，合理饮食。饮食宜清淡而有营养，避免过饱过饥，少饮用咖啡，尤其是睡前，以免影响睡眠。

3. 抑　郁　症

柏仁大米羹

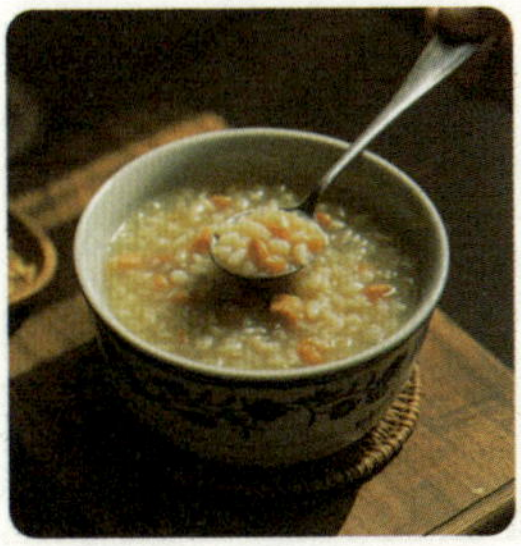

抑郁症是一种常见的精神障碍性疾病，以显著而持久的情绪低落为主要临床特征，严重者可出现自杀念头和行为。

材料 大米 100 克，柏子仁、盐各适量。

做法 ①将大米淘洗干净，柏子仁洗净。

②将大米、柏子仁一起放进锅中，倒入清水置于火上，以大火煮至米粒开花。再以小火煮至浓稠。

③调入盐拌匀即可。

功效 可缓解抑郁症患者失眠、忧郁、焦虑、食欲缺乏等症状。

★ 温馨小提示

多数抑郁症病例有反复发作的倾向，每次发作多可缓解，但部分会有残留症状或转为慢性，常出现情绪低落、意识活动减退、睡眠障碍、便秘、头痛、食欲减退等。

玫瑰粥

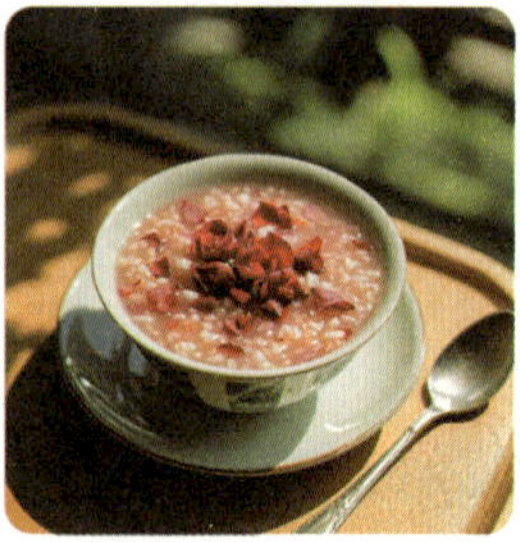

产后抑郁又称为产后抑郁障碍，目前认为产后抑郁并非一种独立的疾病，而是特发于女性产后这一特殊时期的抑郁症。

材料 大米 50 克，玫瑰花 10 克，蜂蜜适量。

做法 ①玫瑰花洗净，大米淘净。

②锅中放入大米和适量清水，大火烧沸后转小火，加入玫瑰花煮 20 分钟。

③粥熟关火，凉温后调入蜂蜜即可。

功效 镇静安神，活血散瘀。

★ 温馨小提示

产后抑郁可以用食疗来预防和缓解。新妈妈可以多吃一些具有抗抑郁作用的食物，如花生、香蕉、核桃、新鲜绿色时蔬、海产品、蘑菇及动物肝脏等。

4. 阿尔兹海默病

炒疙瘩

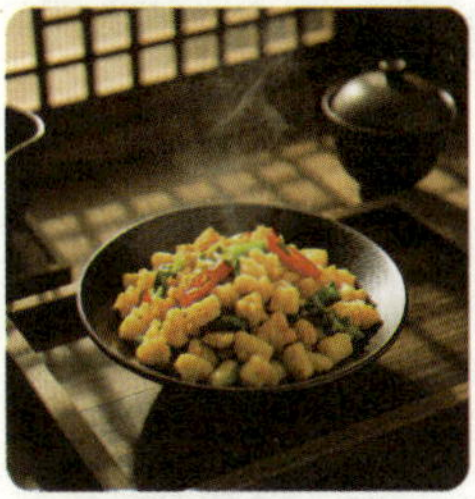

阿尔茨海默病即所谓的老年痴呆症，是一种起病隐匿的进行性发展的致死性神经退行性疾病。

材料 高筋面粉 400 克，香菇 20 克，胡萝卜 20 克，黄瓜 20 克，盐 5 克，味精 1 克，醋 3 克，油 20 克，蒜末 10 克。

做法 ①高筋面粉加水和匀，制成小丁；胡萝卜、香菇、黄瓜切丁。

②锅中注入水烧开，放入面疙瘩，煮熟后备用。

③锅上火，油烧热，炒香所有食材后加入疙瘩，调入调味料炒匀即可。

功效 黄瓜中所含的维生素 B，有利于调节大脑神经，可防止、延缓中老年痴呆。

★ 知识小拓展

阿尔兹海默病临床表现为认知和记忆功能不断恶化，日常生活能力进行性减退，并伴有各种神经精神症状和行为障碍。

清新茶

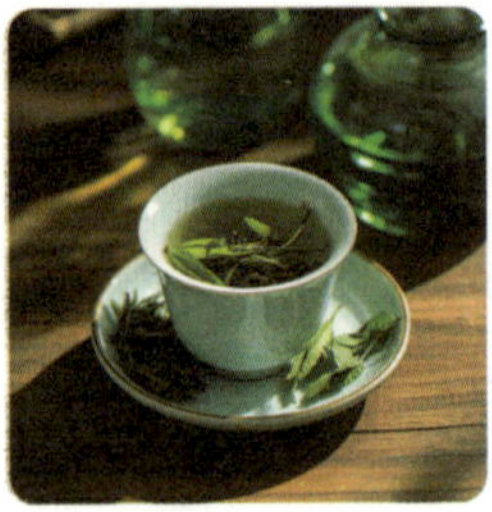

阿尔茨海默病多起病于老年期，潜隐起病，病程缓慢且不可逆，临床上以智能损害为主。

材料 大青叶5克，桑叶5克，麦门冬10克，蔬果酵素粉1包。

做法 ①大青叶、桑叶、麦门冬加水800毫升(约4碗清水)煮成400毫升。

②取汁去渣待冷，加入蔬果酵素粉拌匀即可。

功效 麦门冬是有效的滋养强壮剂，可清肺养阴、益胃生津、除烦宁心、益智补虚。常用于治疗老年痴呆症。

★ 健康小提醒

老年人可以在感到累的时候活动一下颈部并按摩一下头部，以快速缓解大脑疲劳，预防老年痴呆。转动颈部时应尽量减慢速度，以免引起不适。

第五节　消　化

1. 胃　炎

蜜饯胡萝卜

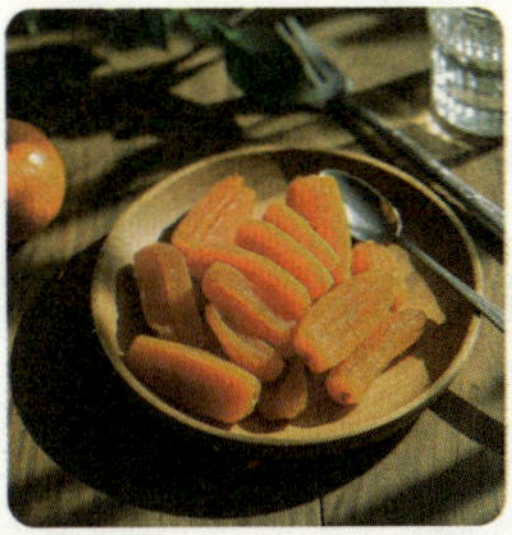

胃炎是指由各种因素引起的胃黏膜急性或慢性炎症，在饮食不规律及作息不规律的人群中尤为高发。

材料 鲜胡萝卜500克，蜂蜜200毫升，生姜片5克。

做法 ①胡萝卜洗净，切成块。

②放入沸水内煮沸后即刻捞出，沥干水分，晾晒半日。

③再放入砂锅内，加蜂蜜调匀，以小火煮沸，待凉。可装瓶存放。

功效 此小吃适用于腹胀、呕吐、饮食不消化者食用，但需注意要在饭后食用。

★ 温馨小提示

胃炎常见于成人，许多病因由于刺激胃引起，如饮食不当，病毒和细菌感染、药物刺激等均可能引发本病。

白菜豆腐汤

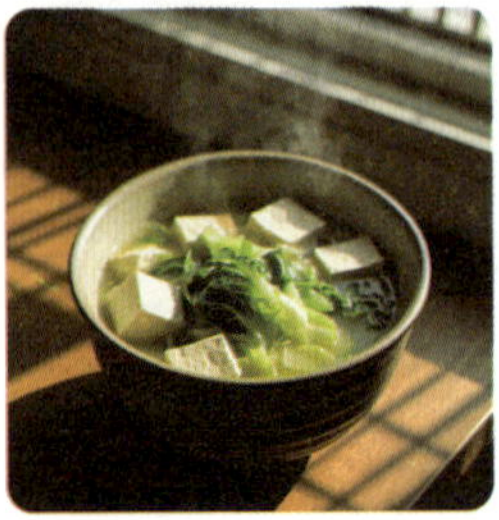

慢性胃炎患者的饮食，建议以低脂肪、高铁、高蛋白、富含维生素的食物为主。

材料 白菜 100 克，豆腐 50 克，盐、香油各适量。

做法 ①白菜洗净，切段；豆腐切成小块。

②锅中注入适量清水烧开，放入白菜、豆腐煮开。

③调入盐，淋入香油即可出锅。

功效 此汤口味清淡，可清洁肠胃、润肠通便、清热润燥，有助于缓解急性胃肠炎引起的腹泻、恶心、腹痛和呕吐等症状。

★ 饮食小提示

胃炎患者避免摄入过多刺激性强、产气多、富含膳食纤维的食物，如烈酒、咖啡、燕麦、绿豆、白萝卜、蒜苗、茴香等。

2. 胃　溃　疡

麦芽乌梅饮

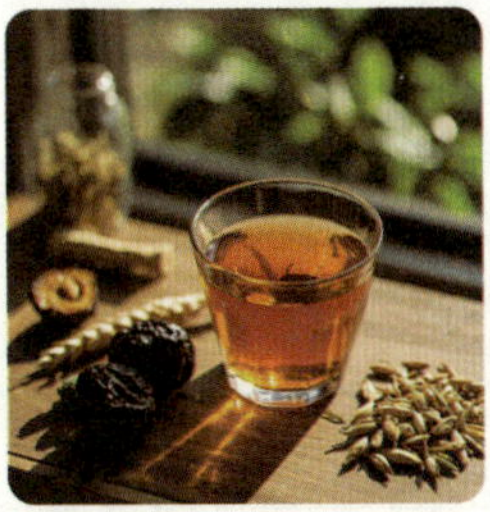

胃溃疡是指位于贲门至幽门之间的慢性溃疡，为消化系统常见疾病，是消化性溃疡的一种。

材料　炒麦芽 15 克，乌梅 2 粒，寡糖 30 克。

做法　①将乌梅、麦芽洗净，备用。

②锅中加水放入乌梅、麦芽，煮沸后小火续煮 20 分钟。

③滤渣加入寡糖调味即可。

功效　行气除胀，滋阴养胃。可用于上消化道溃疡，症见胃肠胀气、反胃呕酸等症的辅助治疗。

★ 知识小拓展

消化性溃疡是指胃肠黏膜由于胃消化液自身消化而造成的超过黏膜肌层的组织性损伤，可以发生于消化道的任何部位，其中以胃及十二指肠最为常见，即胃溃疡和十二指肠溃疡。

生姜米醋炖木瓜

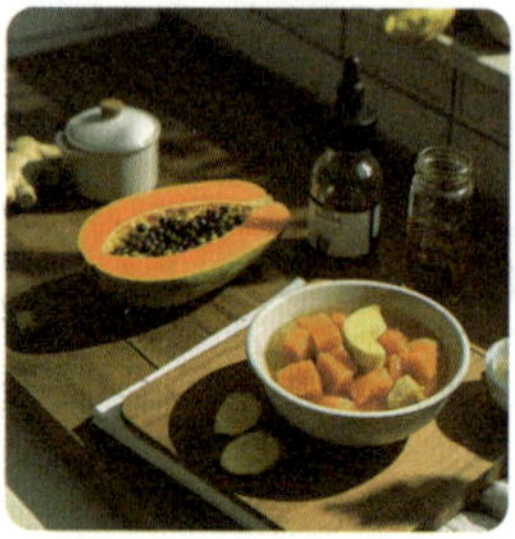

胃溃疡患者可以食用非酸性水果，如香蕉、苹果、梨、木瓜、熟透的桃子和番石榴等。

材料 生姜 5 克，白芍 5 克，青木瓜 100 克，米醋少许。

做法 ①青木瓜洗净，切块；生姜洗净，切片；白芍洗净，备用。

②将青木瓜、生姜、白芍一同放入砂锅。

③加米醋和水，用小火炖至木瓜熟烂即可。

功效 补气益血、解郁调中、消积止痛。可辅助治疗上消化道溃疡、抑郁症、厌食等症。

健康小指南

胃溃疡患者需积极锻炼身体，可以根据身体情况选择散步、慢跑、游泳等运动方式，以提高身体素质，促进恢复。养成良好的生活习惯，戒烟戒酒，避免熬夜；注意劳逸结合，避免过度劳累。保持心情舒畅，减轻精神压力，避免紧张、焦虑、抑郁等不良情绪。

3. 胃 下 垂

补胃牛肚汤

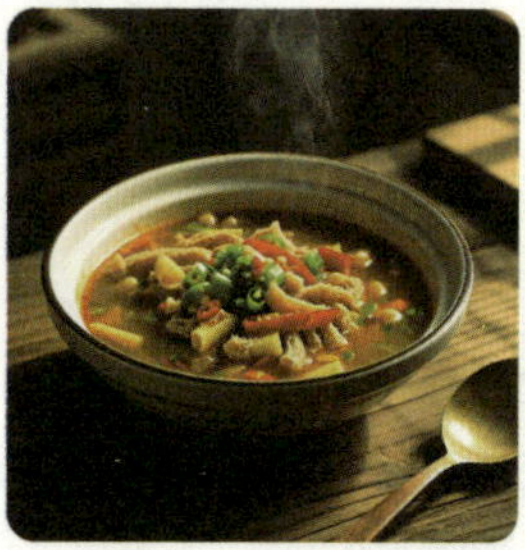

胃下垂是一种功能性疾病，是指由于膈肌悬吊力不足，支撑内脏器官韧带松弛所致，或腹内压降低，腹肌松弛所致。

材料 牛肚 1000 克，鲜荷叶半张，白术、黄芪、升麻、神曲各 10 克，生姜 3 片，桂皮 2 片，茴香、胡椒粉、黄酒、盐、醋各适量。

做法 ①将鲜荷叶垫于锅底，放入洗净的牛肚和药材。加水烧沸后中火炖 30 分钟，取出切小块后放入砂锅，加黄酒、茴香和桂皮，小火煨 2 小时。

②加调料继续煨 2～3 小时，直至肚烂即可。

功效 升阳举陷、健脾补胃。

★ 饮食小提示

胃下垂患者食物搭配上应注意优质蛋白的量多一些，蔬菜和米面类食物少一些，少食多餐，避免暴饮暴食。

黄芪扁豆陈皮茶

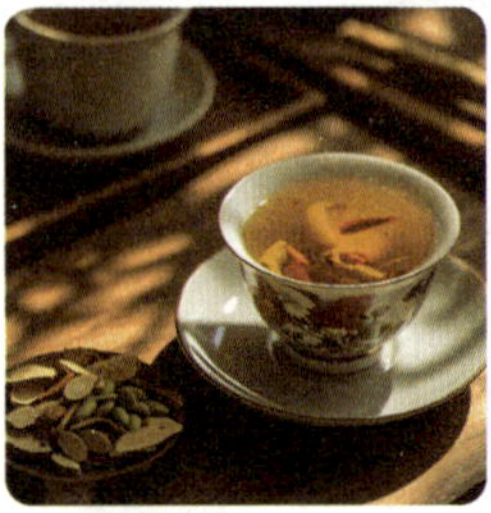

中医将胃下垂归属于“胃下”“胃缓”范畴。脾胃气虚，无力升举内脏，就有可能导致胃下垂。

材料 白扁豆、黄芪各10克，陈皮3克。

做法 白扁豆入锅，用微火炒至焦黄，与陈皮、黄芪混合均匀，装入袋中，用沸水冲泡即可。

功效 益气升阳，理气健脾，开胃消食，增强免疫力。

★饮食小提示

胃下垂患者宜吃具有健脾、益气、升提作用的中药和食物。胃下垂患者的消化吸收功能大多较差，故宜吃容易消化、吸收的食物，不宜吃太粗糙的食物。

4. 腹　泻

豌豆包

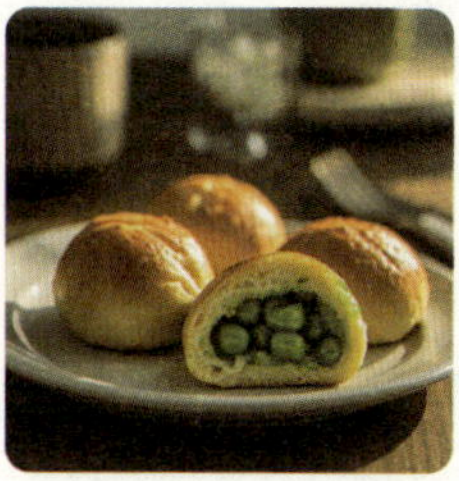

腹泻，中医称为"泄泻"，是指由外邪侵袭，或饮食所伤，或情志失调，或脾胃虚弱，或脾肾阳虚等原因引起的以排便次数增多、粪便稀溏，甚至泄如水样为主症的疾病。腹泻常伴有排便急迫感、肛门不适、失禁等症状。

材料 面团500克，罐装豌豆1罐，白糖适量。

做法 ①将豌豆放入榨汁机中榨成泥状，捞出，加入白糖和匀成馅。

②将面团揉成大小均匀的面剂，再擀成面皮，取一面皮，内放豌豆馅，将面皮向中间捏拢，将包住馅的面皮揉光滑，封住馅口，即成生胚。

③将生胚放置案板上醒发1小时左右，再上笼蒸熟即可。

功效 此点心以豌豆为主，有助于止泻痢、益中气、利小便等。

★ 知识小拓展

腹泻分为急性腹泻和慢性腹泻两类。急性腹泻发病急剧，病程在2～3周。慢性腹泻指病程在两个月以上或间歇期在2～4周的复发性腹泻。

海带姜汤

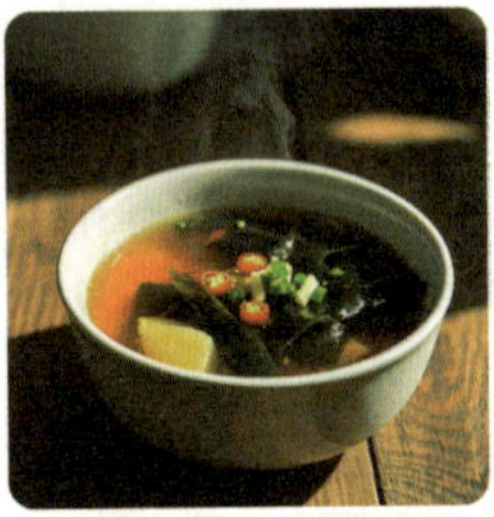

腹泻期间不宜吃生冷、油炸、生硬、刺激性食物，以免增加胃肠道负担，加重胃肠功能紊乱。

材料 干海带1条，老姜5片，盐适量。

做法 ①海带泡发，洗净后切段。

②锅中加水2000毫升，放入海带和老姜片，置火上，水开后改小火再煮60分钟，滤渣即可。

功效 此汤可清火止痢，对痢疾引起的腹痛腹泻、排脓血便等症状有缓解功效。

注意事项 此汤应温热饮用，勿喝冷汤。

★ 饮食小提示

腹泻时机体的消化功能会下降，可按照腹泻情况选择不同的进食方式。腹泻早期宜进食清淡流食，如米汤；腹泻好转后可供给低脂少渣、细软易消化的清淡半流质饮食或软食，如清面汤、苹果泥等，少食多餐，以利于消化。

5. 便　　秘

菠萝猕猴桃汁

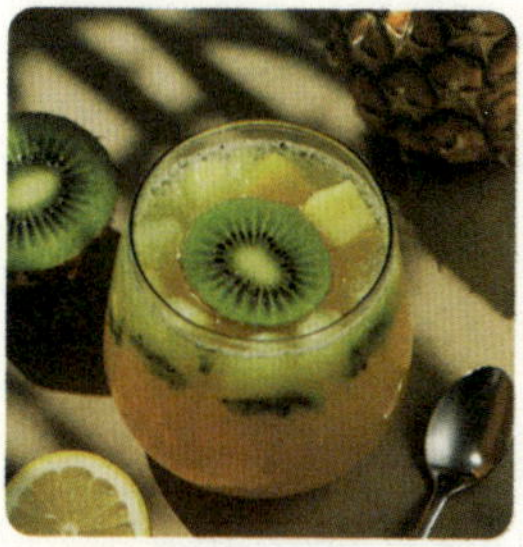

便秘主要是指排便次数减少、粪便干结、粪便量减少、排便费力等。

材料 菠萝1块，猕猴桃1个，盐适量。

做法 ①菠萝去皮，切块，在盐水中浸泡30分钟，捞出；猕猴桃切开两半，用勺挖出果肉，切小块。

②将切好的菠萝和猕猴桃放入榨汁机中，打成汁后连渣一起倒入杯中即可。

功效 菠萝可助消化、利尿通便；猕猴桃富含膳食纤维，有助于促进肠道蠕动，缓解便秘。两种水果搭配榨汁可以帮助排便，还能帮助提升人体免疫力。

★ 饮食小提示

经常性便秘的人，应多吃富含膳食纤维的水果和蔬菜，水果主要有梨、苹果、香蕉、橘子和草莓等，蔬菜有豌豆、西兰花、芹菜等。

米粉蒸茼蒿

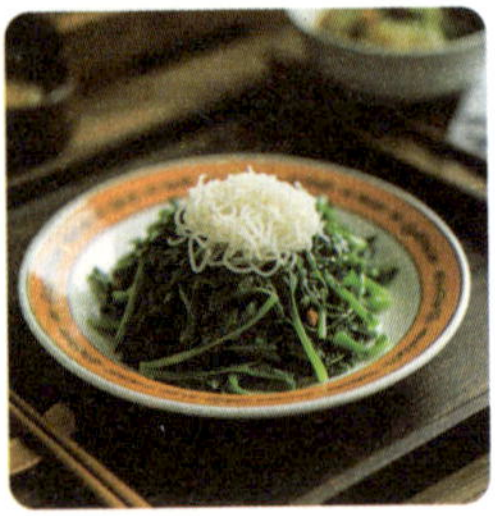

如果长期便秘会影响肠道消化吸收功能，导致痔疮、排便疼痛、腹压增高、毒素滞留体内一系列问题。

材料 茼蒿300克，米粉20克，盐3克，香油适量。

做法 ①茼蒿洗净，切段。

②将茼蒿盛入钵内，加入米粉、盐一起拌匀。

③蒸笼底部垫上纱布，放入茼蒿蒸5分钟，取出，淋上香油即可。

功效 此菜清香、色泽翠绿，营养美味，可促进食欲，帮助排便，缓解便秘。

★ 健康小提醒

在散步过程中，身体的晃动有助于推动肠道内的粪便向下移动。且强度适中，适合大多数人，无论是年轻人还是老年人都可轻松进行。每天坚持散步30～60分钟，可分多次进行，能有效改善便秘情况。

6.胃　　癌

佛手娃娃菜

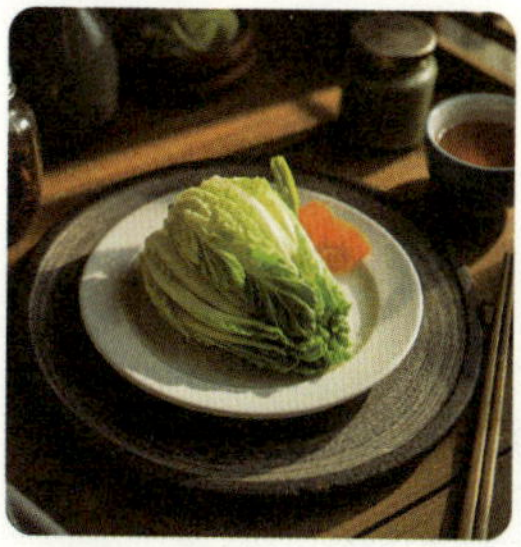

胃癌是常见的胃黏膜恶性肿瘤，也是最常见的消化道恶性肿瘤，分为肠型胃癌、胃型胃癌。

材料 娃娃菜350克，佛手10克，红甜椒10克，盐3克，生抽8毫升，味精2克，香油10毫升。

做法 ①娃娃菜洗净切细条，入水汆熟，捞出沥干水分，装盘；红甜椒洗净，切末；佛手洗净，放进锅里加水煎汁，取汁备用。

②用盐、生抽、味精、香油、佛手汁调成味汁，淋在娃娃菜上即可。

功效 防癌抗癌、开胃消食。

★ 饮食小提示

由于胃癌患者胃容量减小，应采取少食多餐的方式，每日5～6餐，每餐定量，避免一次性进食过多导致胃部不适。

牡蛎猪蹄汤

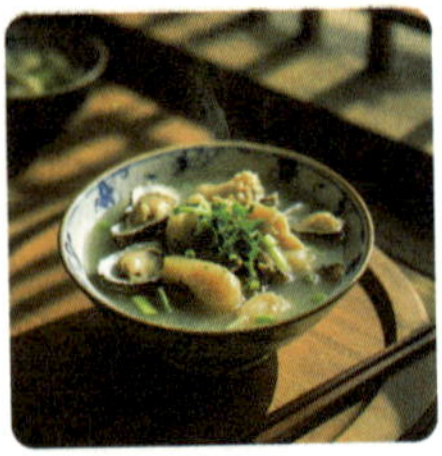

胃癌可发生于胃的任何部位，但多见于胃窦部，尤其是胃小弯侧。

材料 牡蛎壳10克，猪蹄1只，料酒10克，姜3克，葱6克，盐3克，味精2克，胡椒粉2克。

做法 ①牡蛎壳煅后，研成细粉；猪蹄去毛，洗净，剁成4块；姜切片，葱切段。

②将猪蹄、牡蛎粉、料酒、姜、葱一同放入炖锅内，加适量清水，置大火上烧沸，再用小火炖煮50分钟，加入盐、味精、胡椒粉即成。

功效 补气、健脾、固肾。适合脾胃弱、食欲缺乏者日常食用。

温馨小提示

养成良好的生活习惯，少吃或不吃腌菜。腌菜中含有大量亚硝酸盐，在胃内适宜酸度或细菌的作用下能合成亚硝胺类化合物，具有很强的致癌性；不吃或少吃烟熏和油煎食物；不吃霉变的食物；不吸烟、少饮酒，烟雾中含有苯并芘、多环芳香烃等多种致癌物，是食管癌和胃癌的病因之一。

7. 直　肠　癌

大白菜面筋泡

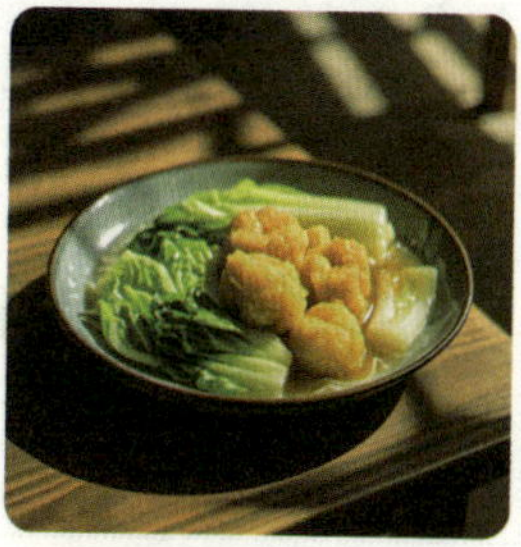

直肠癌是由于直肠组织的细胞发生病变而成，是消化道中最常见的病症，是胃肠道中常见的恶性肿瘤。

材料 大白菜 70 克，干香菇 2 克，面筋泡 8 克，酱油、盐各适量。

做法 ①大白菜洗净切好；干香菇、面筋泡略冲洗后加水泡软，熘软干香菇片与面筋泡备用。

②起油锅放入干香菇、面筋泡爆香后，再加入大白菜与调味料炒至菜熟软即可。

功效 此菜含有丰富的维生素 C，具有很强的抗氧化性，能够阻止致癌物质的生成和抑制癌细胞的生长。

★ 温馨小提示

直肠癌早期可能导致不明原因的贫血，即使没有明显出血迹象也可能如此。肿瘤的生长可导致红细胞破坏或骨髓抑制，从而减少血液中的红细胞数目。

黄花菜木耳汤

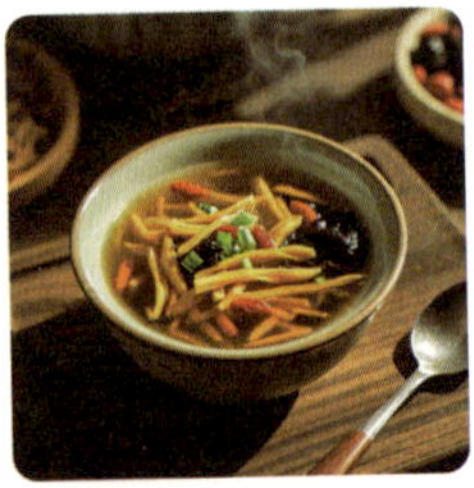

黄花菜中含有效成分有一定的抑制肿瘤细胞增殖的作用，丰富的粗纤维能促进大便的排泄。

材料 黄花菜 30 克，木耳 15 克，鸡蛋 1 枚，盐、味精、生抽、香菜各适量。

做法 ①干木耳提前泡发至软，切成小块；黄花菜泡发后洗净备用。

②鸡蛋打入碗中打散备用。

③锅中倒入适量清水，加入木耳和黄花菜大火烧开。

④待黄花菜变软后，将打散的鸡蛋慢慢地倒入锅中，轻轻地搅拌一下。

⑤加入适量的盐、味精、生抽进行调味，煮沸后撇去浮沫。

⑥最后撒上适量的香菜即可。

功效 对治疗直肠癌便下血水者有一定的辅助作用。

★ 饮食小提示

直肠癌患者不适合吃过于油腻、坚硬粗糙、辛辣刺激的食物，特别是油炸食品、腌制食物、熏烤食物，还应避免饮酒及刺激性的饮料等。

第六节　小　　儿

1. 小儿厌食

山楂饼

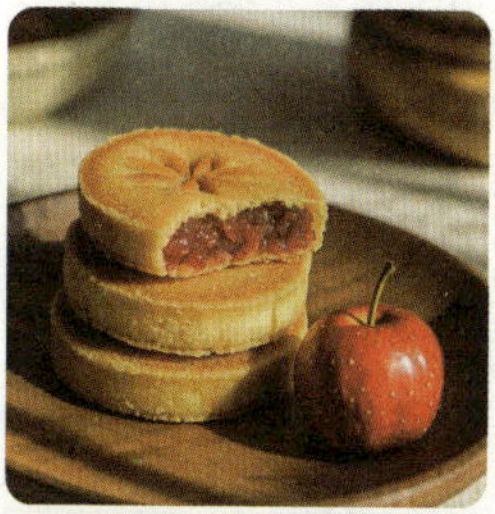

小儿厌食症是指以儿童（主要是3～6岁）较长期食欲减退或食欲缺乏为主的症状，并非一种独立的疾病。

材料 山楂15克，鸡内金7克，山药5克，面粉70克。

做法 ①将山药、山楂和鸡内金研成细末。

②将麦粉与上述粉末加水，做成团，捏成饼，放到油锅里煎至两面金黄即可。每日吃1～2块。

功效 鸡内金能消积滞，健脾胃。本品具有健胃消食、增强食欲的功效，适用于小儿厌食。

★温馨小提示

山楂的功效是可以消食积，散瘀血，在临床中山楂可以治疗吃肉过多而导致的食积、大便不畅，也可以治疗胃部疾病，像反酸、恶心、呕吐，特别是小儿出现的不喜欢吃饭，都可以用山楂进行调整。

奶昔芒果紫米粥

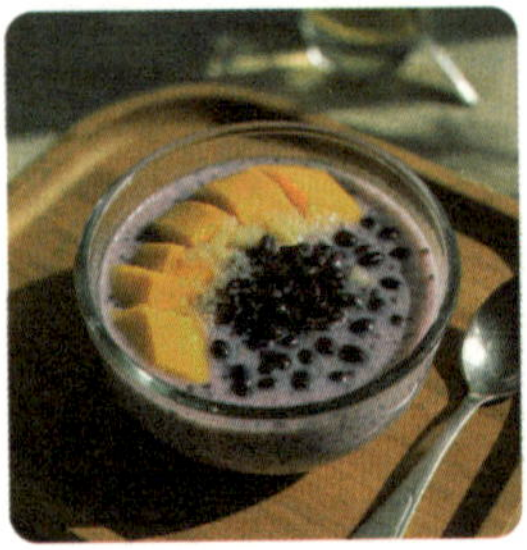

小儿厌食如果长期得不到矫正，会引发营养不良和发育迟、畸形，对儿童生长发育、营养状态和智力发育也会有不同程度的影响。

材料 芒果 50 克，紫米 200 克，淡奶油 10 克。

做法 ①将芒果肉切成小丁，果核留下备用。

②将芒果核加入热水中大火烧沸，煮 15 分钟，捞出芒果核不用，放入紫米，小火慢煮至粥稠；最后将奶油和芒果丁放入锅内即可。

功效 芒果紫米粥能为幼儿补充多种矿物质，增进食欲。

★ 知识小拓展

芒果和紫米中含有丰富的胡萝卜素、维生素 C、蛋白质、脂肪及人体所需的微量元素。

2. 小儿营养不良

双蛋瘦肉粥

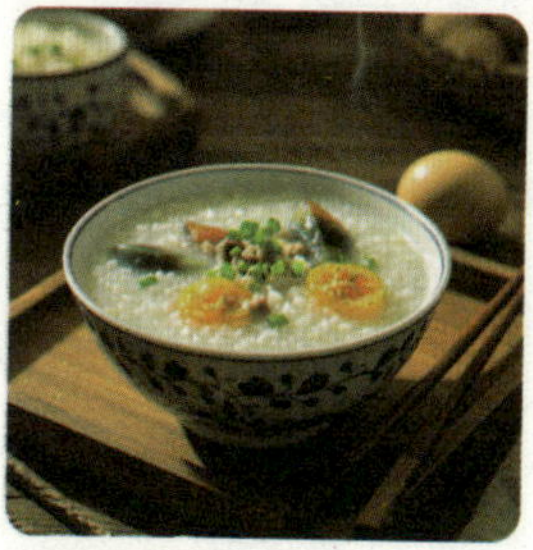

营养不良是因为长期摄食不足，一般表现为体重不增或减轻，皮下脂肪逐渐消失，一般顺序为腹、腰部、胸背、双上下肢、面颊部。

材料 咸鸭蛋 1 枚，皮蛋 1 枚，瘦猪肉 100 克，粳米 200 克，盐 3 克，味精 3 克，葱花 10 克。

做法 ①咸鸭蛋和皮蛋去壳切丁；猪肉切成细丁；粳米淘洗干净，用水浸泡 30 分钟。

②将粳米煮沸后放入猪肉、咸鸭蛋和皮蛋，改用小火；粥熬至黏稠时，加入盐、味精和葱花调味即可。

功效 双蛋瘦肉粥对小儿营养不良、胃燥口渴等症状有良好的调节作用。

★ 温馨小提示

营养不良严重者肌肉萎缩、运动功能发育迟缓、智力低下、免疫力差，易患消化不良及各种感染。

山楂山药茶

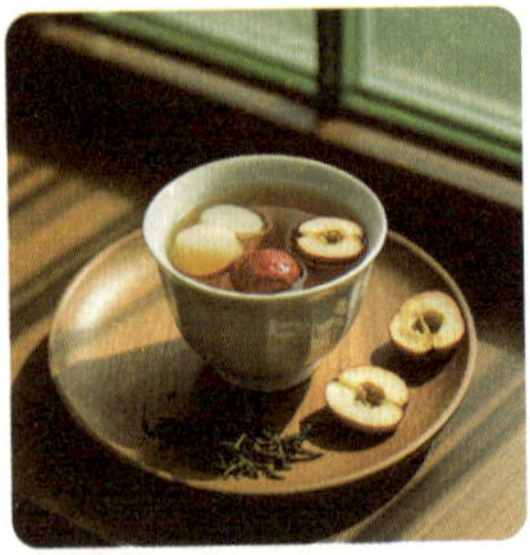

微量养分营养不良显示出一些必需营养素的可利用量不足，如身体内少量而不可或缺的维生素和微量元素。微量养分缺乏导致各种各样的疾病和削弱身体的正常功能。

材料 山楂10克，山药15克，白糖适量。

做法 ①将山楂、山药洗净。

②将山楂和山药放进锅中，加适量水，用大火煮5分钟。

③加糖，待温即可饮用。

功效 本方酸甜可口，可以增进食欲，补脾益气，对小儿营养不良有一定的食疗作用。

★ 饮食小提示

确保每日饮食均衡，营养搭配合理，能够保证每日所需营养的充足供应。特别是要保证充足的蛋白质摄入，可以加速小儿骨细胞、肌肉，以及脏器等的发育。

3. 小儿遗尿

焦核桃蜂蜜

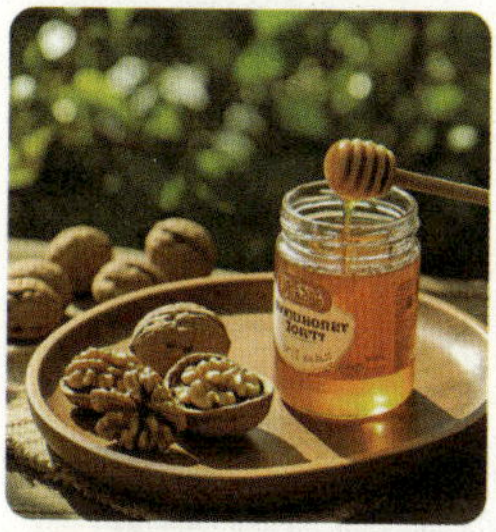

小儿遗尿指的是 3 岁后小儿不自主地排尿，发生于夜间熟睡时，多为梦中排尿，尿后并不觉醒。

材料 核桃仁 100 克，蜂蜜 15 克。

做法 将核桃仁放在锅内干炒发焦(不要炒煳)，取出晾干调蜂蜜吃。

功效 适用于小儿遗尿，小儿咳嗽等症。

知识小拓展

中医认为，小儿遗尿多为胎禀不足、肾气亏虚，或脾肺气虚，肝经郁热所致。从证型上看，常见的有肾气不足型，多由先天不足引起；脾肺气虚型多为后天营养不良引起；肝经郁热型多为湿热下注于膀胱所致。

四味猪肚汤

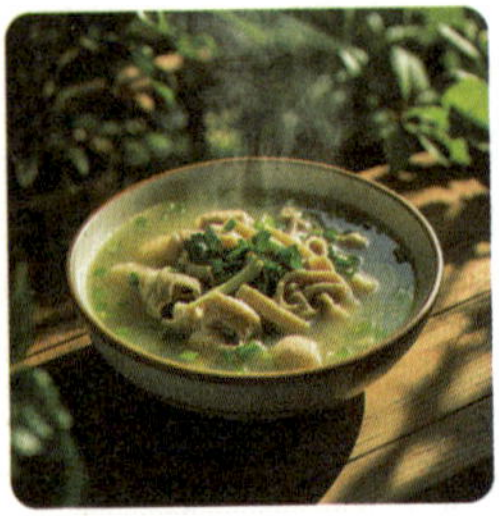

孩子有尿床症状时，平时可以多给孩子吃一些健脾补肾的食物，增强孩子的脾肾功能。

材料 益智仁10克，芡实30克，淮山、莲子（去心）各20克，猪肚1具，盐适量。

做法 ①将猪肚洗净，切条；益智仁、芡实、淮山、莲子冲洗干净。

②锅中加水，放入猪肚、益智仁、芡实、淮山、莲子，小火炖熟。

③下盐调味即可。

功效 可补益脾肾、缩尿止遗。可用于因脾肾虚弱引起的遗尿、泄泻、盗汗、自汗等症。

★ 饮食小提示

健脾可以吃黄色食物，如南瓜、胡萝卜等；补肾可以吃黑色食物，如黑豆、黑芝麻、黑米等。另外，核桃、韭菜等也有补肾的功效。应少吃辛辣食物和膨化食品，睡觉前不要给孩子喝水，水果也尽量不要安排在晚上吃。

4. 小儿肥胖

凉拌蒜蓉茄子

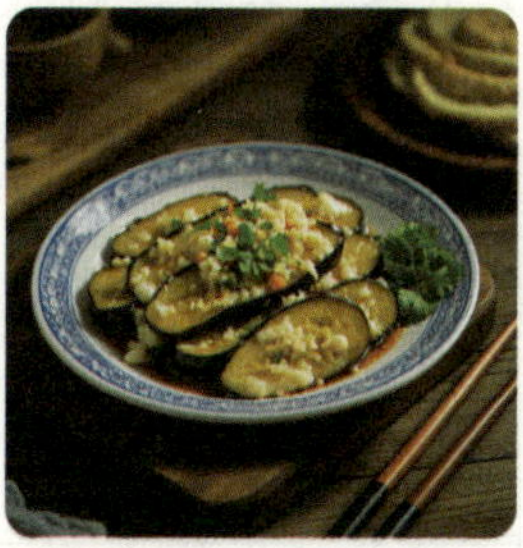

肥胖症分为两大类：无明显病因称单纯性肥胖症，儿童大多数属此类；有明显病因为继发性肥胖症，由内分泌代谢紊乱、脑部疾病等引起。

材料 茄子 1 根，蒜末、盐、生抽、老抽、油各适量。

做法 ①茄子洗净，上蒸笼，大火蒸 15 分钟左右；蒜末、盐、生抽、老抽和少量水调成酱汁。

②将蒸好的茄子放到盘子里，用小刀划成小片，将酱汁淋到茄子上，浇上适量热油即可。

功效 茄子热量低且营养丰富，有助于减肥。降脂减肥，清热解暑，杀菌消毒。

★ 温馨小提示

肥胖孩子饮食上少吃或不吃脂肪过高、含糖量过高的食物，如奶酪、巧克力、糖果、糕点等；尽量避免煎炸类食物，如炸鸡腿、炸油条等。要多食高蛋白和膳食纤维丰富的食物，如豆类、蛋、奶、鱼、虾、瘦肉、新鲜水果与蔬菜等。

花菜拌西红柿

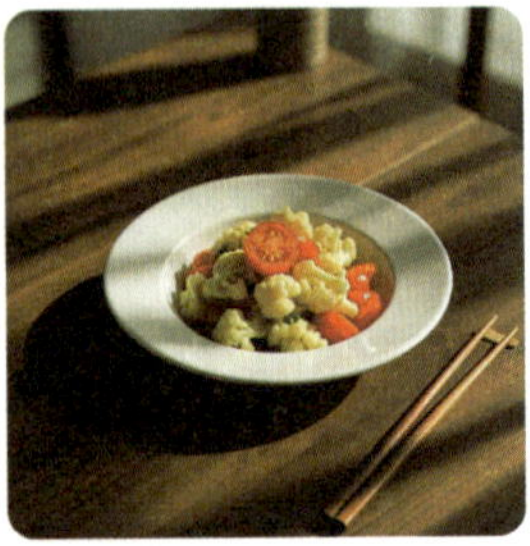

小儿肥胖大多属于单纯性肥胖，多由摄入营养超过身体消耗，多余脂肪在皮下堆积所致，其中也有一部分由某些疾病引起。

材料 花菜300克，西红柿2个，香菜50克，盐适量，味精少许，香油5克。

做法 ①花菜洗净，切成小朵，放在沸水中烫熟。

②将西红柿洗净去皮，剖开，切成碎块；将香菜去根，洗净，切成小段。

③将处理好的所有材料放入盘内，撒上盐、味精，淋上香油，拌匀即可。

功效 此品含有丰富的食物纤维，食后容易产生饱足感，还会吸附多余脂肪。

★ 健康小提醒

肥胖患儿不仅显得笨拙，行动不便，还会影响发育，严重的是将来患冠心病、高血压、糖尿病的风险更高。因此，应及早预防和调理。

第七节　不同体质

1. 气虚体质

草果胡萝卜羊肉粥

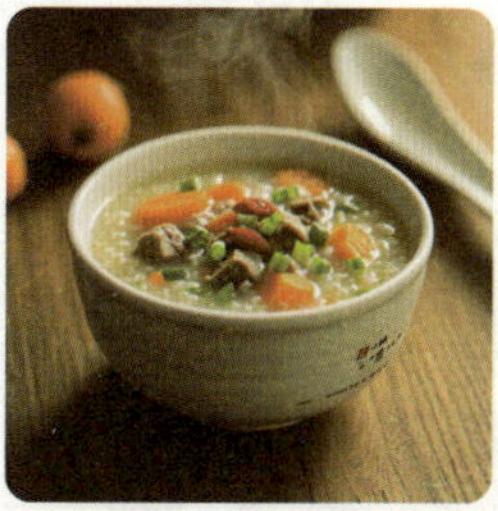

气虚体质是元气不足的体质类型，以气息低弱、脏腑功能低下为主要特征。

材料　胡萝卜、大米各150克，羊肉馅50克，草果、姜末、料酒、食用油、盐、胡椒粉各适量。

做法　①大米洗净，胡萝卜切丁，草果装纱布袋。

②大米熬成稀粥，另起锅放油炒散羊肉馅，变色后放入胡萝卜、姜末、料酒、盐炒匀。

③将羊肉、胡萝卜及草果纱布袋放入白粥中，小火熬10分钟，最后调味即可。

功效　本粥味道鲜美，容易消化吸收，常吃有助于温补气血，提高免疫力。

温馨小提示

气虚的人多虚胖或偏瘦、气短懒言、精神不振，还可能有容易疲劳、爱出汗、头晕、健忘等症状。

鸡蓉豆腐

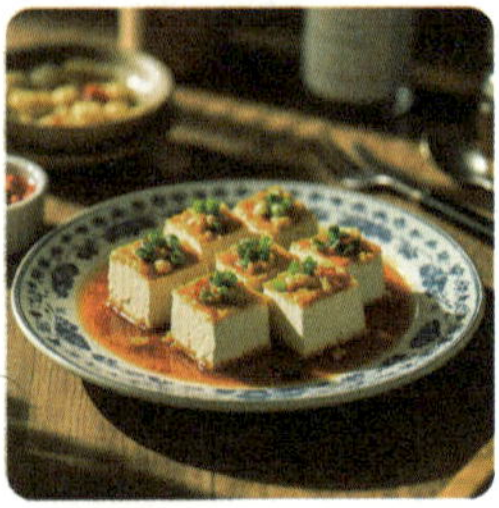

熬夜、纵欲、久卧等也会伤到气导致气虚，所以生活上要改掉这些不良习惯，规律作息，适度运动。

材料 豆腐200克，鸡肉100克，小油菜丝、火腿丝各30克，淀粉、酱油、盐、食用油、鸡蛋清各适量。

做法 ①鸡肉剁泥，加入鸡蛋清和淀粉搅成鸡蓉。

②豆腐先下锅炒好，再放鸡蓉，加酱油、盐翻炒，最后撒上火腿丝、小油菜丝即可。

功效 健脾养胃，补益强身，降血脂，预防心血管疾病。

★ 健康小提醒

对于气虚体质者，饮食上要吃一些性质偏温的，可以补益肺气、心气、脾气的食物，有助于改善或缓解气虚的症状。锻炼要坚持低强度、多次数、循序渐进的原则，不宜做大负荷、出大汗的运动，可以选择慢跑、健走等运动加强心肺的功能。可用艾灸温补益气，也可按摩足三里穴、太渊穴、膻中穴、三阴交穴、涌泉穴等健脾补气。

2. 阳虚体质

生滚泥鳅粥

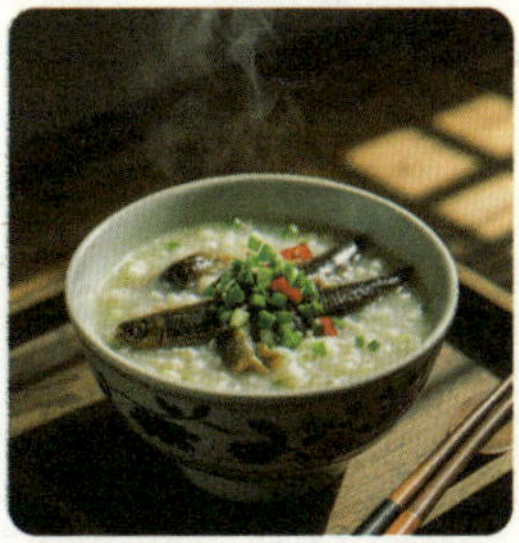

阳气有温暖肢体和脏腑的作用。体内阳气不足，不能充分发挥其温煦、激发、推动的作用，身体就会出现虚寒症状，这就是阳虚。阳虚是脏腑功能低下的一种表现。

材料 大米150克，花生仁50克，活泥鳅100克，葱花5克，香菜末、精盐、酱油、生油各适量。

做法 ①泥鳅剪去背刺及鳍，去内脏，洗净，沥干，用少许生油、精盐、酱油拌匀。

②大米加水烧沸，放入花生仁；粥将熟时，加入泥鳅滚熟，出锅撒入香菜、葱花即可。

功效 这款生滚泥鳅粥营养丰富，能解毒保肝、祛风壮阳。

温馨小提示

阳虚体质的人怕冷，四肢冰冷，常感疲倦、乏力，不因天热或运动过后而大量出汗，常感冒，不容易痊愈。

蒜薹炒羊肉

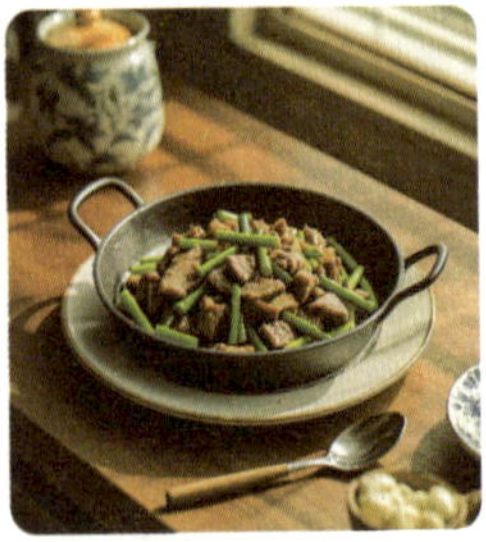

阳虚体质的人，饮食上要多吃一些让身体温暖的食物，如羊肉、牛肉、鸡肉、韭菜、生姜等。身体虚弱的老人可以用冬虫夏草、人参少量多次补养，同时少吃或不吃寒凉的食物。

材料 蒜薹300克，羊肉100克，姜丝、料酒、盐、油各适量。

做法 ①羊肉洗净，切片；蒜薹洗净，切段备用。

②油锅烧热，爆香姜丝，放入羊肉片煸炒，加入料酒、盐翻炒至断生盛出。

③锅中加油，放入蒜薹煸炒片刻，倒入羊肉丝炒拌均匀即可。

功效 补虚养阳，养肝补血，温中下气，调和脏腑。

★ 健康小提醒

运动可生发阳气，阳虚者要加强锻炼，选择适合自己的运动项目和运动强度，如瑜伽、太极拳、跑步等活动。生活起居有规律，避免受风、寒、湿等外邪侵扰，戒烟酒，少烦忧。

3. 阴虚体质

百合地黄粥

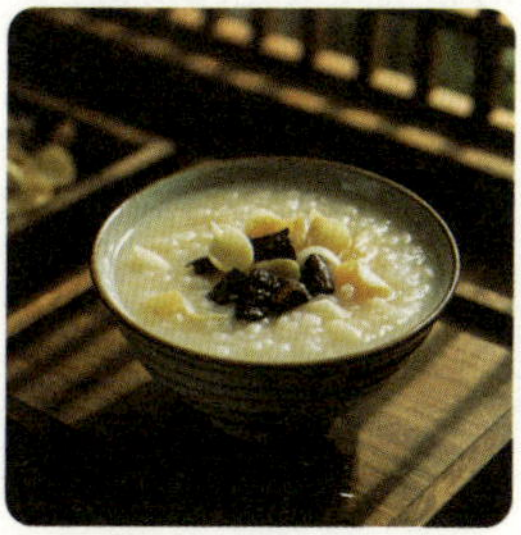

阴虚体质，是体内精血津液等阴液亏少，滋润、制约阳热的功能减退，阴不制阳，机体失去相应的濡润滋养而致。

材料　百合 30 克，地黄 15 克，枸杞子 12 克，枣仁 10 克，粳米 100 克。

做法　①将百合、地黄、枸杞子、枣仁用清水冲洗一下；粳米淘洗干净，浸泡半小时。

②将百合、地黄、枣仁水煎取汁，加入粳米大火熬煮开，再以小火煮至粥黏稠即可。

功效　本粥可滋补肝肾，养心安神，养阴生津，非常适合肝肾阴虚患者食用，可以帮助其增强食欲、补充体力。

★ 健康小提醒

阴虚体质的人多脸形偏瘦，肤质较干，油脂分泌较少，有时面色微红，多见于两颧之处出现娇嫩、浅淡的红色，内眼角处多见红血丝，口唇偏干、易脱皮、干裂，或口唇颜色鲜红，面部易出现小而浅淡、稀疏的痤疮，多分布在两眉及颧部；也可见浅淡的黄褐斑。

银耳猕猴桃羹

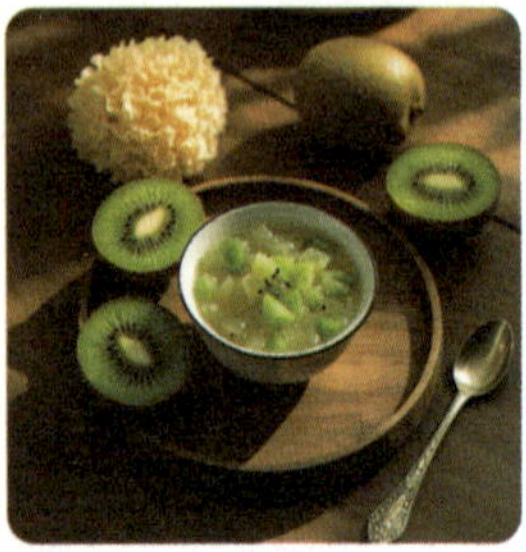

阴虚体质者的饮食原则应以补阴清热、滋养肝肾为主，宜食甘凉滋润、生津养阴及富含膳食纤维和维生素的食物，忌吃辛辣刺激、煎炸爆炒及脂肪、糖类含量过高的食物。

材料 水发银耳50克，猕猴桃1个，冰糖适量。

做法 ①猕猴桃洗净，去皮切块。水发银耳去蒂，洗净撕片，放于锅内，加适量清水，煮至银耳熟。

②锅内加入猕猴桃块、冰糖，煮沸出锅即可。

功效 滋阴润肺，清热止咳，养胃生津，增强免疫力。

★ 健康小提醒

阴虚体质之人适合静养，可选择运动量较小、动作较轻柔的运动，如太极拳、瑜伽等。另外，也可选择按摩为主，刮痧为辅的中医调理疗法。

4.湿热体质

蟹肉莲藕粥

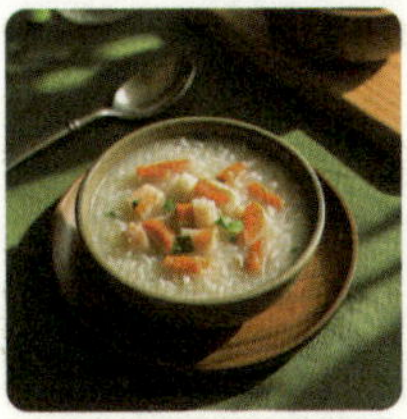

湿热体质现在较为常见，是指湿与热同时存在的一种体质。

材料 大米120克，莲藕100克，蟹2只，鸡蛋2个，姜片、盐各少许。

做法 ①莲藕切片，鸡蛋分成蛋白、蛋黄。

②蟹取出蟹黄，与蛋黄拌匀，蒸熟切块；蟹身切块。

③大米将煮成粥，放入蟹块、盐，加入蛋白一同煮熟，最后将蟹黄块置于粥面上即可。

功效 蟹肉莲藕粥经常食用可益阴补髓、清热养血、利尿除湿。

★ 健康小提醒

湿热体质的人可做一些高强度、大活动量的运动来清热除湿，如长跑、游泳、爬山、球类运动、武术等。此外，湿热体质的人可选用拔罐、刮痧等方法振奋阳气、健脾祛湿。

皮蛋生菜瘦肉粥

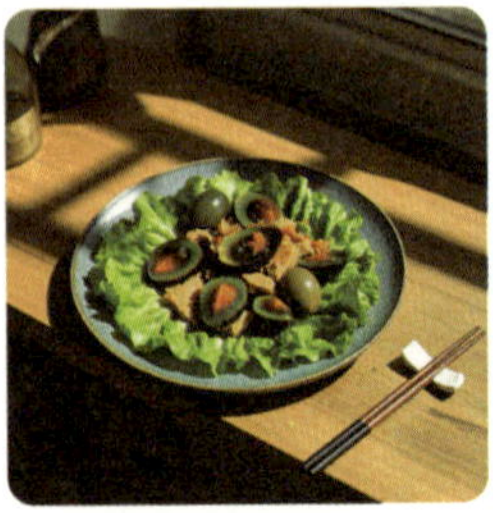

湿热体质的人应养成良好的饮食习惯，可多吃祛湿除热、清利化湿的食物。

材料 米饭200克，猪瘦肉100克，皮蛋1只，生菜、淀粉、料酒、酱油、盐各适量。

做法 ①猪瘦肉洗净，切块，加淀粉、料酒、酱油腌一下；皮蛋切小块；生菜切丝。

②米饭入锅小火煮成粥，加入猪肉，大火煮5分钟，再加入皮蛋煮3分钟，放入生菜丝搅匀，撒盐调味即可。

功效 皮蛋生菜瘦肉粥不仅能够清肝利胆、滋阴补肾、增白皮肤、减肥健美，还能补脾益气、润燥化痰、利尿除湿。

★ 知识小拓展

湿热体质可因先天禀赋造成，也可由后天因素引起，如嗜烟酒、常熬夜、滋补过度、肝郁气滞等。另外，长期生活在湿热环境中也会形成湿热体质。

第五章　上班族养生食疗

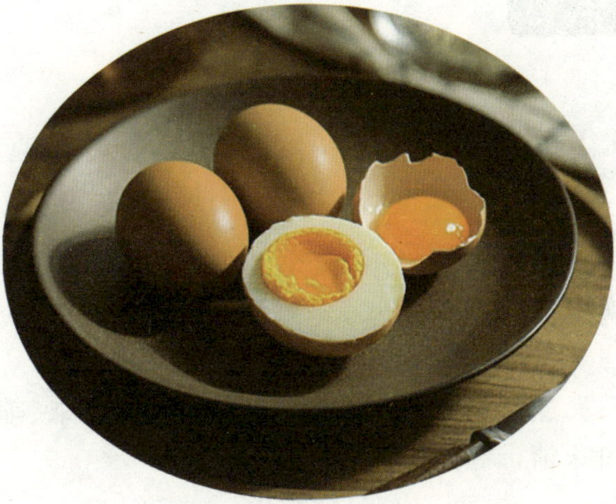

第一节　脑力劳动者

荸荠香菇兔肉粥

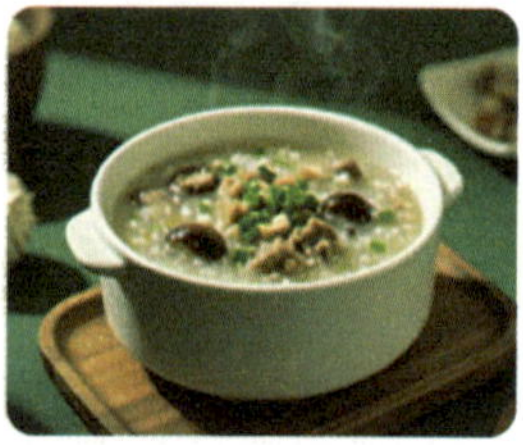

随着现代科学技术的进步，从事脑力工作的人越来越多。人们精神上经常处于超负荷状态，应该高度重视自身保健和讲究养生方法，除注意心理调适、多参加运动锻炼外，饮食调理也是很重要的一个方面。

材料 粳米 100 克，兔肉 100 克，荸荠 100 克，香菇 50 克，葱末、姜末各 10 克，味精 5 克，精盐、食用油各适量。

做法 ①粳米用水浸泡半小时，兔肉、荸荠和香菇切丁。
②锅中倒入适量清水，先煮沸粳米，再加入兔肉、荸荠、香菇和少量油。
③小火熬煮至浓稠时，放入适量的盐、葱末、姜末和味精，调味即可。

功效 补充大脑营养。

★ 锻炼小提示

脑力劳动工作者适合进行瑜伽或太极拳等舒缓运动。这些运动通过缓慢的动作和深呼吸，能够放松紧张的神经，改善血液循环，缓解大脑疲劳。此外，散步或慢跑也能促进大脑供氧，提升专注力和记忆力。每天坚持锻炼 20～30 分钟，不仅能缓解压力，还能增强体质，提高工作效率。

松子仁粥

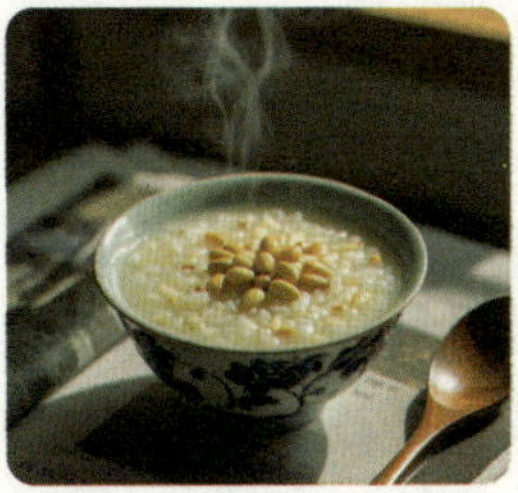

松子仁含蛋白质、脂肪等营养成分，与养生补中益气的粳米共煮成粥，调以冰糖，功效有补中益气、养护大脑、增强记忆力等作用，常食能延年、泽肤、养发。

材料 松子仁 10 克，粳米 100 克，冰糖适量。

做法 ①松子仁洗净，粳米用水浸泡 30 分钟。

②锅中加入适量水，放入粳米和松子仁大火煮沸后转小火。

③熬汤稠米烂时，放入适量冰糖即可。

★ 高效率工作时间

巳时是指 09:00—11:00，又名隅中、日禺等，此时是上班族上午的工作时间，确切地说应该是到 12 点，上午的这 3 个小时虽然短暂，却是上班族一天中精神最好、状态最佳的时候，所以这时的工作效率是最高的，一定要把握好。

第二节　体力劳动者

虾仁排骨糙米粥

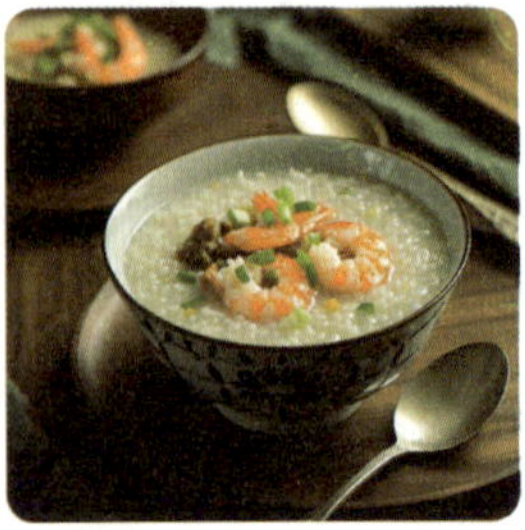

体力劳动者经常耗费体力，劳动过度容易出现身体虚弱、脱水等不良症状。日常的粥膳饮食中，若能多补充些含有蛋白质、胆固醇、烟酸和氨基酸等营养成分的粥膳，则可帮助体力劳动者恢复体力，进而进行下一步的体力劳作。

材料　糙米 250 克，排骨 150 克，虾仁 3 个，葱花 25 克，盐 6 克。

做法　①糙米洗净，排骨焯烫后捞出。
②先将糙米煮沸，改小火熬煮；加排骨和虾仁，大火煮沸后再转小火煮至米软肉熟，加盐和葱花即可。

功效　提供能量，强身健体。

★ 健康小指南

体力劳动者应注重高质量休息。工作间隙可进行短暂拉伸，缓解肌肉紧张；下班后可通过热水泡脚或热敷放松身体；保证充足睡眠，每晚 7～8 小时，帮助体力恢复。此外，适当进行轻度活动，如散步或游泳，促进血液循环，避免久坐或过度劳累，保持身体平衡与健康。

红参蒸鲫鱼

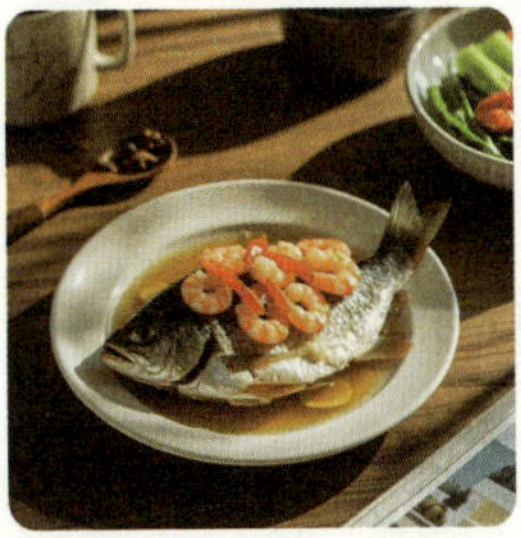

鲫鱼富含优质蛋白、不饱和脂肪酸、钙、磷、铁及维生素 A、D，具有健脾利湿、补中益气、增强免疫力等功效。

材料 新鲜鲫鱼 1 条，中药材红参 12 克，虾仁 15 克左右，火腿 25 克左右及适量的鸡汤，胡椒粉、姜、葱、盐、味精各适量。

做法 ①将新鲜鲫鱼去掉内脏还有鳞，洗干净，然后用煮开的沸水汆一下，备用；把药材红参和虾仁用温水洗一下，备用；火腿洗干净后，切成片。

②将需要的姜和葱，洗干净，然后拍破，备用。

③将处理好的鲫鱼、红参、虾仁还有火腿放入干净的汤锅里，然后倒入适量的鸡汤，放入拍破后的姜和葱，加入少许的盐，上笼蒸，等蒸熟就可以了。

④等到蒸熟后，可以把姜和葱去掉，然后放入适量的胡椒粉还有味精就可以食用。

功效 可以改善体力工作者因长时间劳作过度而出现的各种不适。

第三节 久 坐

沙茶韭菜煮鸭血

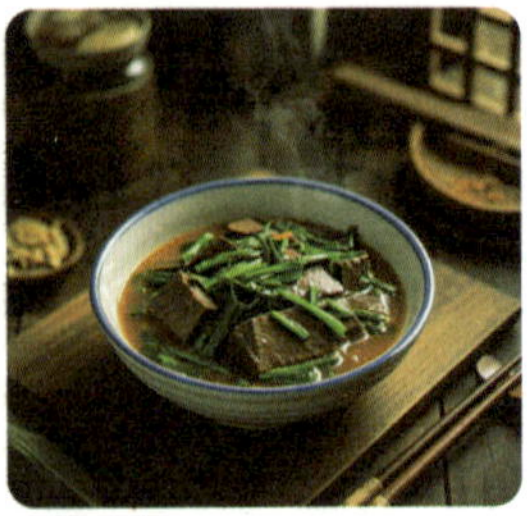

长期的久坐会引发多种疾病，如全身肌肉酸痛、脖子僵硬、头痛头晕、颈椎病、腰椎病等。久坐的人也比较不易消化，肠道蠕动慢，这很容易引起食欲缺乏、腹胀、便秘、消化不良等症状。

材料 鸭血500克，韭菜1小把，红椒丝适量，高汤6碗，盐、沙茶酱2大匙，蒜末、姜、白胡椒粉各适量。

做法 ①鸭血切成小块，用清水冲洗干净，焯水去腥（沸水中煮1～2分钟，捞出沥干）。韭菜洗净，切成段备用。

②热锅倒入适量食用油，放入蒜末和姜片爆香。加入沙茶酱，翻炒出香味。

③锅中倒入清水，加入生抽和少许盐，煮沸。放入焯过水的鸭血，转中小火煮5分钟，让鸭血充分吸收汤汁。

④加入韭菜段，煮至韭菜变软（1～2分钟）。撒少许白胡椒粉提味，搅拌均匀即可。

功效 韭菜中含有大量的膳食纤维，具有促进胃肠蠕动的作用，经常食用韭菜可预防便秘、肠癌。长时间坐着工作的人，可以常吃韭菜，这样可以预防便秘。

海带黄豆煲鱼头

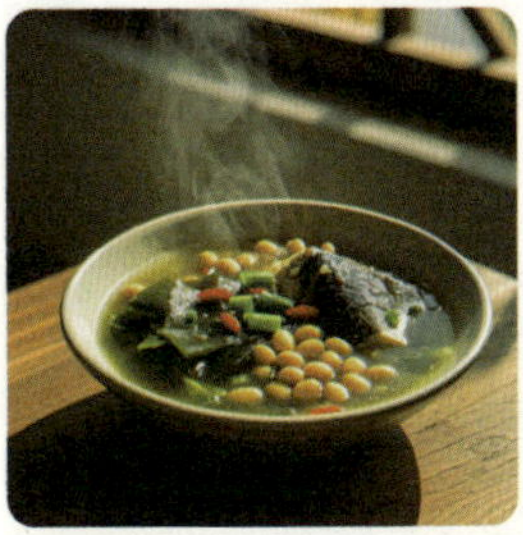

久坐的人平时不仅要加强体育运动，还要注意饮食。每天为自己煲一款营养的膳食，这样不但能缓解工作带来的疲劳，还能提高身体的抗病能力。

材料 鱼头1个，海带50克，泡黄豆适量，葱1根，生姜1块，枸杞子适量，盐、高汤、胡椒粉、料酒。

做法 ①鱼头去鱼鳃，清理干净；海带、葱、姜洗净，葱切花，姜去皮备用。

②油锅烧热，鱼头用中火煎一下，煎到有点黄了铲起，放盘备用。

③取砂锅，放入所有食材，倒入高汤、料酒、胡椒粉，小火慢煲50分钟，加盐，继续煲10分钟即可食用。

功效 黄豆含有丰富的不饱和脂肪酸和大豆磷脂，有保持血管弹性的作用，可有效预防动脉硬化、冠心病，为长期坐着工作的人减轻忧虑。

★ 健康小指南

每天做5～10分钟的腰背拉伸，如猫式伸展、桥式运动。每周进行2～3次核心肌群训练，如平板支撑、仰卧起坐。以增强腰背肌肉力量，预防腰肌劳损。

第四节 加班熬夜黑眼圈

胡萝卜蛋花汤

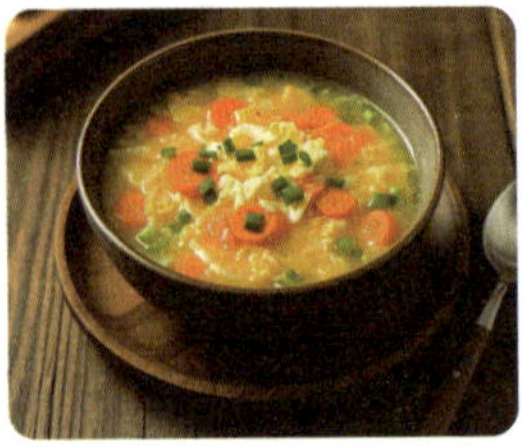

一些人由于工作原因，经常会熬夜加班，而熬夜难免容易长黑眼圈。消除黑眼圈除了需要用些眼霜外，饮食也能帮忙淡化黑眼圈，不妨多喝些汤汤水水，对美容会非常有帮助。

材料 胡萝卜 1 根（约 150 克），鸡蛋 2 枚，葱适量，盐少许，白胡椒粉少许，香油、食用油各适量。

做法 ①胡萝卜去皮，切成薄片或细丝。鸡蛋打入碗中，搅拌均匀备用。葱花切好备用。

②热锅倒入少许食用油，放入胡萝卜丝翻炒 1～2 分钟，至胡萝卜变软。

③加入清水，煮沸后转中小火煮 5 分钟，让胡萝卜的甜味充分释放。汤沸腾时，用筷子或勺子顺着一个方向搅动汤水，形成漩涡。慢慢倒入打好的鸡蛋液，边倒边搅拌，使蛋液形成漂亮的蛋花。

④加入少许盐和白胡椒粉调味。撒上葱花，滴几滴香油，搅拌均匀即可。

第五节　情绪问题

黑巧克力坚果能量球

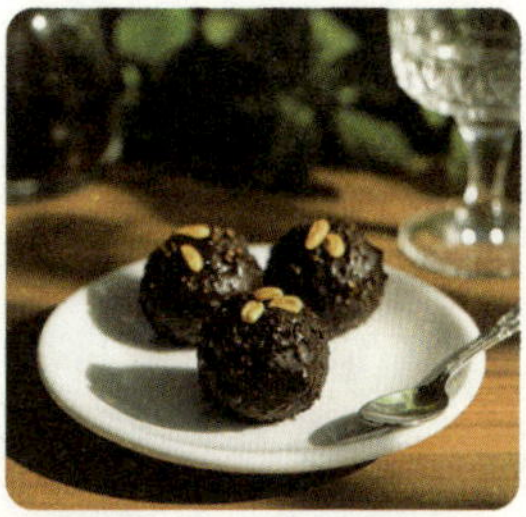

工作中有情绪是正常的，但如果情绪管理不当，那么可能会带来一系列问题，影响个人和团队的工作效率与氛围。

材料　黑巧克力 50 克，杏仁 30 克，核桃 30 克，蜂蜜 1 汤匙。

做法　①黑巧克力隔水融化。
②杏仁和核桃切碎，与蜂蜜混合。
③将坚果混合物搓成小球，裹上融化的黑巧克力。
④放入冰箱冷藏 30 分钟即可。

功效　黑巧克力富含可可碱，能提升情绪。坚果提供健康脂肪和蛋白质，稳定情绪。

★ 健康小指南

口红是白领女性化妆中重要的法宝，大多数上班族女性有自己钟爱的口红，然而口红虽好却不可多用。因为口红大多是用红色粉末的酸性曙红作为染料，而酸性曙红本身就是一种对人体有害的色素，所以，如果不是特殊或重要的场合，最好不要涂口红。

菠菜豆腐汤

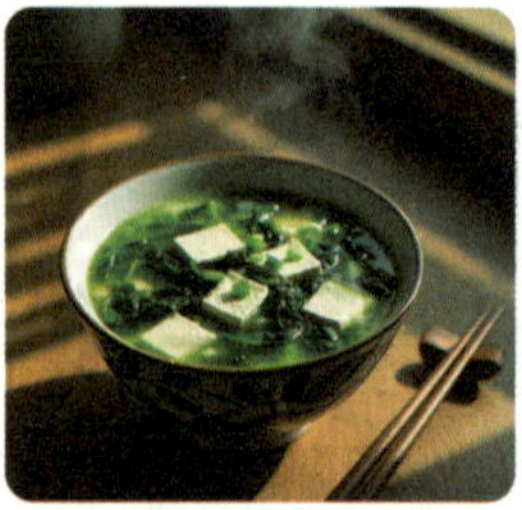

长期情绪积压可能导致焦虑、抑郁、失眠等心理问题，甚至引发身体疾病。

材料 菠菜 100 克，嫩豆腐 150 克，盐少许，姜片 2 片。

做法 ①菠菜洗净切段，豆腐切块。
②锅中加入清水，放入姜片煮沸。
③加入豆腐块，煮 5 分钟后放入菠菜，煮至菠菜变软。
④调入少许盐，搅拌均匀即可。

功效 菠菜富含叶酸和镁，有助于缓解焦虑和压力。豆腐提供优质植物蛋白，稳定情绪。

★ 健康小指南

上班族自带饭菜时一定要选择适合微波炉加热的饭盒，建议选择可微波的玻璃饭盒或陶瓷饭盒。加热时，为了防止水分过度蒸发，可以先加入少量纯净水再加热。一般情况下，微波炉加热盒饭的时间控制在 2～3 分钟为宜。